DE L'INTERVENTION CHIRURGICALE

DANS LES

TUMEURS MALIGNES DU REIN

PAR

Le Dr Pierre HÉRESCO

Ancien interne lauréat des hôpitaux (Prix Civiale 1898)
Membre de l'Association française d'urologie
Membre de la Société anatomique

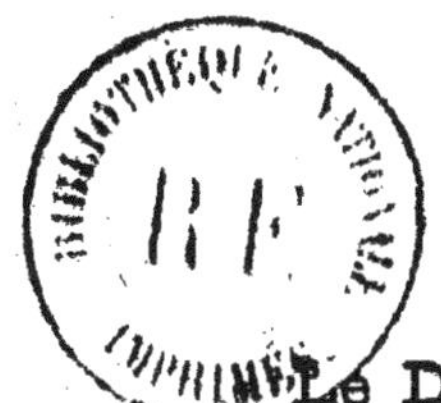

PARIS

G. STEINHEIL, ÉDITEUR

2, RUE CASIMIR-DELAVIGNE, 2

1899

DE L'INTERVENTION CHIRURGICALE

DANS LES

TUMEURS MALIGNES DU REIN

DU MÊME AUTEUR :

Fractures des côtes sans déplacement. Déchirure du lobe moyen du poumon droit. Hémothorax consécutif. En collaboration avec M. GASTON DÉLÉTRÉ. *Bull. Soc. anat.*, décembre 1895, p. 715.

Kyste parovarien. *Bull. Soc. anat.*, février 1896, p. 135.

Hernie ombilicale avec des phénomènes d'étranglement. Cancer du pylore; gastro-entérostomie. Mort. *Bull. Soc. anat.*, mars 1896, p. 170.

Sac herniaire considérablement épaissi simulant une tumeur du canal inguinal. *Bull. Soc. anat.*, juin 1896, p. 409.

Des fibromyômes de la portion abdominale du ligament rond. En collaboration avec M. le Dr PIERRE DELBET. *Revue de chirurgie*, 10 août 1896, p. 607.

Kyste branchial mucoïde médian. En collaboration avec M. ANDRÉ CLAISSE. *Bull. Soc. anat.*, janvier 1897, p. 31.

Ulcère rond de l'estomac ; perforation, péritonite suraiguë. Mort. En collaboration avec M. ANDRÉ CLAISSE. *Bull. Soc. anat.*, janvier 1897, p. 32.

Cancer primitif de la prostate. *Bul. Soc. anat.*, juin 1897, p. 540.

Occlusion intestinale produite par le diverticulum de Meckel ; Mort. En collaboration avec M. J. MAGNAN. *Bull. Soc. anat.*, novembre 1897, p. 788.

De l'uréthrotomie externe. In *Romania medicala*. Bucarest, 15 novembre 1897, p. 401.

Calculs vésicaux formés autour des corps étrangers arrivés dans la vessie à travers la paroi vésicale. *Annales des maladies des organes génito-urinaires*, août 1898.

Calcul vésical avec prolongement dans une cellule vésicale. Enorme hypertrophie du lobe moyen de la prostate. En collaboration avec M. JULES COTTET. *Bull. Soc. anat.*, novembre, p. 655, et décembre, p. 657, 1898.

Splénectomie pour rupture traumatique de la rate. En collaboration avec M. le Dr PAUL DELBET. Présentation du malade guéri, à l'Académie de médecine, par M. le professeur LE DENTU. *Bull. de l'Académie de Médecine*, nº 52, 27 décembre 1898, p. 711.

Incontinence d'urine chez un syphilitique. Traitement par des injections de calomel. Guérison. En collaboration avec M. DRUELLE. *Annales génito-urinaires*, juin 1898.

Kyste hydatique rétro-vésical chez l'homme. Comm. faite à l'Association française d'urologie, octobre 1898. *Compte rendu de la troisième session de l'Association*, p. 315.

De l'étiologie du varicocèle dans les tumeurs malignes du rein. Commun. faite à l'Association française d'urologie. *Compte rendu de la troisième session de l'Association*, p. 453.

Des calculs de la région prostatique. Leçon clinique de M. le professeur GUYON, recueillie et publiée dans les *Annales génito-urinaires*, janvier 1899, p. 1.

Rétention complète aiguë d'urine chez un prostatique. En collaboration avec M. CHASTENET DE GERY. *Annales génito-urin.*, février 1899, p. 154.

DE L'INTERVENTION CHIRURGICALE

DANS LES

TUMEURS MALIGNES DU REIN

PAR

Le D' Pierre HÉRESCO

Ancien interne lauréat des hôpitaux (Prix Civiale 1898)
Membre de l'Association française d'urologie
Membre de la Société anatomique

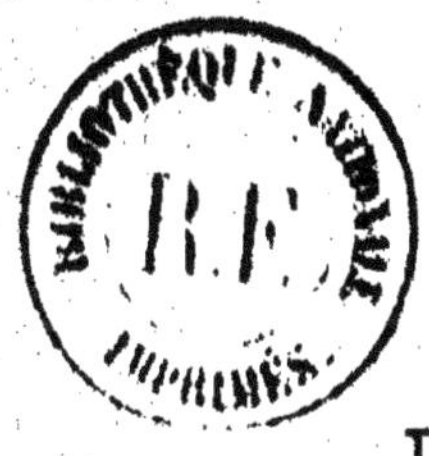

PARIS

G. STEINHEIL, ÉDITEUR

2, RUE CASIMIR-DELAVIGNE, 2

1899

A LA MÉMOIRE VÉNÉRÉE DE MON PÈRE

A MA MÈRE

A MON FRÈRE CONSTANTIN HÉRESCO

Commandeur de l'ordre Couronne de Roumanie

Hommage de profonde et affectueuse reconnaissance.

A MON ILLUSTRE MAITRE LE PROFESSEUR GUYON

Membre de l'Institut
Professeur à la Faculté de médecine
Membre de l'Académie de médecine

DE L'INTERVENTION CHIRURGICALE

DANS LES

TUMEURS MALIGNES DU REIN

AVANT-PROPOS

Nous tenons à inscrire en tête de ce travail les noms vénérés et inséparables du Professeur Guyon, qui fut notre premier maître et restera toujours pour nous le chef d'école incomparable, et du Dr Albarran, auprès de qui nous avons compris l'évolution nouvelle et si féconde de la chirurgie rénale et qui a bien voulu nous associer à son œuvre, en nous inspirant le sujet de cette thèse.

Malgré tous les travaux qui sont parus, malgré les nombreuses opinions qui ont été émises à propos de l'utilité de l'intervention en matière de néoplasmes du rein, l'accord est encore loin de se faire, chacun apportant à l'appui de sa thèse ses préférences, ses impressions, ses notions de chirurgie générale; mais personne n'ayant exposé, pour justifier sa conduite, de raisons vraiment indiscutables, d'une portée universelle.

Si nous consultons les auteurs, nous voyons que les unes pratiquent la néphrectomie au moindre soupçon de néoplasme rénal; d'autres, et non des moins autorisés, proclament l'abstention.

Nous avons pensé que cette diversité d'opinions tenait peut-être à la difficulté d'apprécier les résultats de l'intervention, et nous avons pensé qu'il y aurait peut-être quelques éclaircissements à apporter dans ce débat difficile en dépouillant et critiquant les observations parues jusqu'à ce jour. Si nous avions voulu relever toutes les néphrectomies faites, il nous aurait fallu publier les statistiques chirurgi-cales depuis 1861, époque de la première néphrectomie pratiquée par Wolcott.

Il nous a semblé qu'il suffisait d'étudier les cas publiés depuis 1891 et cela pour deux raisons :

En effet, c'est en 1891 qu'est apparue la remarquable thèse de Chevalier qui mettait alors au point la question des néoplasmes malins du rein ; d'autre part, les cas de néphrectomies, pour nombreux qu'ils étaient alors, ne méritent pas de rentrer dans une statistique actuelle destinée à apprécier la valeur pronostique des interventions, car ils étaient loin de bénéficier, comme aujourd'hui, d'une antisepsie ou mieux d'une asepsie rigoureuse. Comme conséquence, on peut remarquer qu'à cette époque la chirurgie rénale était timidement abordée et la néphrectomie était considérée comme une grosse opération.

Aujourd'hui, en dehors de la bénignité opératoire de la néphrectomie, on sait l'innocuité de la section, de la suture et même de la résection du tissu rénal, au point de vue fonctionnel, ce qui a autorisé plusieurs fois la néphrotomie exploratrice comme moyen de diagnostic.

Nous croyons donc qu'il y avait intérêt à baser notre travail sur des observations suffisamment récentes pour appartenir à ce que nous pourrions appeler l'ère moderne de la chirurgie rénale et en même temps suffisamment anciennes pour que nous puissions apprécier les résultats éloignés.

Pour connaître ces résultats éloignés et les conditions de la survie, il nous a fallu écrire à un grand nombre d'opérateurs. Ils nous ont, avec une entière bonne grâce, fourni les renseignements les plus détaillés.

Nous sommes heureux de pouvoir remercier publiquement le prof. Israel de Berlin, prof. Krönlein de Zurich, Rovsing de Copenhague, Robert Abbé de New-York, Giordano de Venise, Max Jordan de Heildeberg, Swift de New-Bedford, Témoin de Bourges, Hippel de Berlin, Bellatti de Feltre, Perthes de Leipzig.

Nous remercions également MM. les docteurs Saint-Jacques de Montréal et Koslowski de Cracovie, qui nous ont été d'un puissant concours pour le dépouillement des observations étrangères.

Avant d'entrer plus avant dans les détails de ces observations, nous ferons remarquer qu'à notre avis, les résultats, pour bons qu'ils son dans le présent, seront meilleurs dans l'avenir.

Notre cher maître, le professeur Guyon, a établi en principe que le diagnostic et l'intervention précoce sont les conditions nécessaires pour faire œuvre utile en matière de cancer du rein.

Aussi nous avons pensé que nous devions nous attacher à rechercher les conditions d'un diagnostic précoce, et nous avons tâché de mettre en lumière le rôle si important du cathétérisme des uretères. En effet, grâce à l'instrumentation et à la technique de notre cher maître le docteur Albarran, le cathétérisme des uretères est aisé et d'une innocuité parfaite et il doit toujours être pratiqué. Il fournit souvent des données de diagnotic importantes, mais surtout il donne sur la valeur fonctionnelle du rein sain des renseignements à la précision desquels aucune autre méthode ne peut prétendre.

Nous avons tâché également de montrer qu'en présence d'hématuries persistantes, les résultats opératoires actuels de la néphrotomie autorisaient dans ces cas à pratiquer d'une matière catégorique la néphrotomie exploratrice.

Arrivé au terme de nos études médicales, nous tenons à rendre hommage aux maîtres, qui ont contribué à notre instruction.

A la Faculté de médecine de Bucarest, nous avons été l'élève des professeurs Kalindéro, Babès, Stoïcesco, Félix, Maldaresco, Demosthène, Romniceano, Petrini, Draghiesco, Z. Petresco, Théodori, Severeano : que ces maîtres éminents reçoivent l'expression de notre gratitude.

Nous n'oublierons jamais la bienveillance et l'intérêt constant que nos premiers maîtres dans les hôpitaux, les Drs Leonte et Fl. Théodoresco, nous ont toujours témoignés. Ils savent combien nous leur sommes reconnaissant.

Dès notre arrivée à Paris, nous avons eu la bonne fortune d'être l'élève du professeur Guyon. L'éclat incomparable de son école, la magnifique organisation de son service de Necker, nous ont produit une impression profonde et depuis inoubliable ; dès lors nous n'avons eu d'autre désir, d'autre ambition, que de pouvoir un jour être son interne.

Externe du professeur Jaccoud, nous avons trouvé en ce maître d'une bienveillance si affectueuse, un savant, et un clinicien admirable. Il nous a rendu, sous une forme vivante, la conception que nous nous faisions de grands maîtres français : Louis, Grisolle, Trousseau. Nous sommes heureux de lui témoigner ici à la fois notre admiration et notre reconnaissance profonde.

Nous avons également été l'externe de M. J.-L. Championnière.
Nous n'oublierons jamais l'affection qu'a bien voulu nous témoigner
ce chirurgien éminent. Qu'il nous permette de lui exprimer ici nos
sentiments de vive gratitude.

Nous avons passé notre année d'interne provisoire dans le service
de M. Nicaise.

Un souvenir pieux à la mémoire de ce bon et regretté maître, et si
son état de santé ne nous a pas permis de profiter de son enseignement, nous avons trouvé en son remplaçant, M. le Dr Pierre Delbet,
un maître auprès de qui nous avons passé une de nos meilleures
années. Son haut enseignement, ses qualités maîtresses de chirurgien nous ont fait revenir comme interne. Il nous a admis à l'honneur
d'une collaboration, et en nous permettant d'associer notre nom au
sien, M. Pierre Delbet nous a donné une marque d'attachement.

Il a été pour nous un maître et ami à la fois. Nous le remercions de
la bienveillance qu'il nous a toujours témoignée et nous sommes fier
d'avoir été l'interne d'un tel maître.

M. le Dr Renault, pendant le court temps que nous avons été son
interne, nous a laissé une large initiative dans son service. Nous lui
en sommes très reconnaissant.

Nous remercions également M. le professeur Berger, de qui nous
avons été l'interne, et nous ne pouvons que regretter d'y avoir passé
un temps si court, pour profiter de ses savantes leçons.

Que M. le Dr Routier soit assuré de notre reconnaissance pour le
grand profit opératoire que nous avons tiré pendant l'année que
nous avons été son interne. Nous avons pu l'assister à de nombreuses
opérations et nous garderons le meilleur souvenir de ce maître bon,
de son habileté opératoire et des soins minutieux qu'il donne à ses
malades. Nous lui sommes très reconnaissant de la large initiative
qu'il nous a laissée dans son service d'urinaires et des précieux conseils qu'il nous a prodigués.

Nous remercions également nos excellents maîtres dans les hôpitaux, MM. Reclus, Ricard et Faure, de leurs savantes leçons et nous
regrettons vivement de n'avoir pu être plus longtemps leur interne.

Nous avons fini l'internat chez notre illustre maître, M. le professeur Guyon. Nous le prions d'agréer l'expression sincère de notre
profonde reconnaissance pour l'honneur qu'il nous a fait en nous ad-

mettant comme interne et en acceptant la présidence de notre thèse.

Nous n'oublierons jamais les savantes leçons de ce bon maître, cette méthode si sûre dont il nous a fait profiter, ce sens clinique si profond qu'il met à la disposition de tous ses élèves, et surtout son intarissable bonté et cette bienveillance de tous les instants qu'il nous a toujours témoignée.

C'est dans ce service de Necker, que nous avons eu comme maître M. le Dr Albarran, dont les témoignages d'affection à notre égard ont été si nombreux et si vivaces, que nous pourrons presque dire, qu'ils ont été d'un ami plus encore que d'un maître. Nous lui en sommes et nous lui en serons éternellement reconnaissant. Et nous lui serons reconnaissant surtout de la façon dont il nous a prodigué les conseils de son inépuisable savoir, dont il a bien voulu envisager avec nous les divers points de la chirurgie rénale en nous expliquant ses idées si neuves et toujours si fécondes, lorsque, en un mot, il nous a fait comprendre l'évolution et l'essor nouveau qu'il a imprimé à cette branche de la science, nous associant même à son œuvre, en nous donnant ce sujet de thèse.

Lorsqu'un maître sait ainsi se donner tout entier à ses élèves, il peut être assuré de trouver toujours chez eux une gratitude et un dévouement inaltérables.

INTRODUCTION

Le cancer est une affection fatalement mortelle, ne guérissant jamais toute seule, toujours en extension progressive, rebelle à tous nos moyens médicaux; il n'y a qu'une opération chirurgicale qu'on peut opposer à sa marche envahissante. Mais espère-t-on obtenir une guérison définitive ?

Voici la première question que nous posons.

Nous estimons, en effet, que nous ne pouvons pas envisager le traitement opératoire du cancer du rein, sans avoir préalablement fixé nos idées sur la curabilité du cancer en général. Que peut-on demander à une opération entreprise contre le cancer : est-ce la guérison radicale ou simplement une survie plus ou moins longue ? Cette question est loin d'être tranchée.

M. Quénu (1) en discutant le traitement du cancer, dit : « Ce paragraphe (Résultats fournis par l'ablation des épithéliomes) pourrait malheureusement s'intituler : De la récidive dans le cancer. » Comme on voit, M. Quénu reste quelque peu sceptique, quant à la guérison du cancer.

Notre maître, M. Pierre Delbet (2), plus optimiste, pense au contraire que « le cancer est une lésion primitivement locale, infectant secondairement l'organisme et l'on peut légitimement espérer qu'une intervention hâtive et complète, enlevant la totalité du mal, amène la guérison définitive ». Et plus loin il ajoute : « La conclusion logique qui se dégage de ces faits, c'est que si, à un moment quelconque de l'évolution du cancer, on enlève la totalité du mal, on obtiendra la guérison absolue. Cette doctrine est absolument prouvée

---

(1) Quénu. Des tumeurs. *Traité de chirurgie* DUPLAY-RECLUS, 1890, t. II, p. 407.

(2) Pierre Delbet. Tumeurs de la mamelle. *Traité de chirurgie* DUPLAY-RECLUS, t. VI, p. 804.

par les faits; la guérison opératoire du cancer est possible; il est
à l'heure actuelle antiscientifique de soutenir le contraire. »

M. Pierre Delbet appuie cette opinion sur les faits de Schmidt,
Meyer et d'autres, dont les malades survivaient 10 et 16 ans après
l'opération.

Opérer de bonne heure et largement, telle est actuellement la for-
mule à laquelle se rattachent les chirurgiens qui, en principe, ne
désespèrent pas de la curabilité du cancer.

Les données de la chirurgie générale peuvent-elles être appliquées
au cancer du rein? Nous lisons dans Newman (1), qui se pose la
même question : « Le cancer est d'abord une affection locale et par
conséquent il n'est pas incurable, et je crois qu'il faut avoir recours à
l'intervention chirurgicale non seulement pour le soulagement des
malades, mais aussi comme traitement curatif. »

Et en fait nous connaissons deux observations, une du professeur
Krœnlein de Zurich et l'autre du professeur Israel de Berlin, qui
semblent bien montrer que l'intervention chirurgicale dans le cancer
du rein a abouti à la guérison. Nous rapportons ici même ces deux
observations que nous avons complétes, grâce à l'extrême obligeance
de ces deux auteurs qui ont bien voulu nous communiquer des renseignements tout récents.

OBSERVATION DE KRŒNLEIN (2)

Elise W..., 58 ans, de Hottingen.

Hématuries en 1884. — A droite de la ligne blanche et de l'ombilic, on aperçoit une saillie constituée par une tumeur.

Celle-ci est ronde, dure, un peu bosselée et va de la ligne médiane jusqu'à
l'épine iliaque antérieure et supérieure, en arrière jusque dans la région lombaire. Matité distincte de celle du foie. Tumeur mobile un peu douloureuse.

Opération, le 11 avril 1885. — Incision partant du cartilage de la dixième
côte jusque près de l'arcade crurale, d'une longueur de 22 centimètres. Néphrectomie.

Tumeur 4 fois plus grande que le rein normal. L'incision de la tumeur montrait qu'on avait extirpé tout le rein et que la capsule n'était pas perforée. Le

(1) NEWMAN. *Glascow Med. Jour.*, 1896, p. 179 et suivantes.
(2) FR. RIS. (Clinique du professeur Krœnlein, Zurich.) *Beiträge z. klin. Chirurgie*,
1891, VII, p. 146.

carcinome, très mou, avec des hémorrhagies, avait détruit tous le tissu rénal à l'exception d'une petite partie du pôle inférieur.

L'uretère était tout à fait rempli par une substance médullaire jusqu'à 1 centimètre de l'endroit où il a été coupé.

Examen microscopique fait par le professeur KLEBS: a montré un adéno-

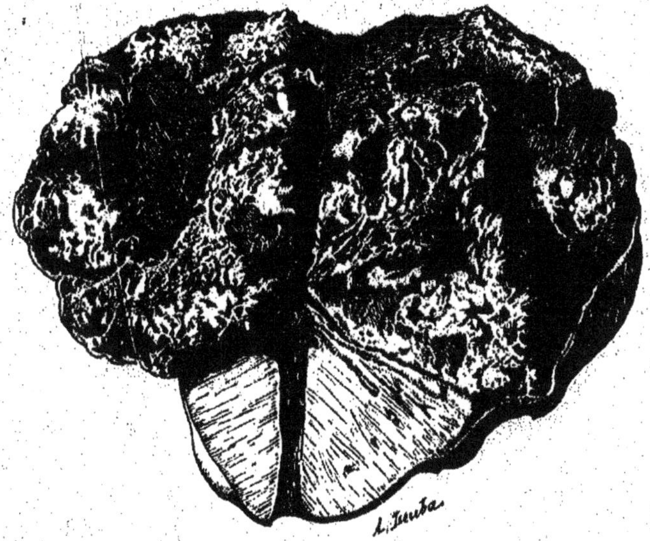

carcinome. Brodeur (1), par erreur, dans sa thèse, le considère comme un sarcome.

La malade et les préparations ont été montrées à la Société chirurgicale de Zürich, dans la séance du 1er août 1894 (2).

M. le professeur Krœnlein a eu l'amabilité de nous envoyer une note dans laquelle il nous écrit, le 3 octobre 1898, que la malade, âgée maintenant de 71 ans, se porte très bien et elle ne présente pas la moindre trace de récidive.

Nous donnons une planche que le professeur Krœnlein a bien voulu nous communiquer.

L'autre observation appartient au professeur Israel; elle est bien

(1) BRODEUR. Thèse de Paris, 1886, p. 207.
(2) KRŒNLEIN. *Corresponzblat f. Schweizer Aerzte,* août 1894.

connue et citée dans les thèses antérieures de Guillet (1), de Chevalier (2).

Obs. — Max (3) H..., de 21 ans. Tumeur du rein gauche d'un volume de cerise.

Néphrectomie le 14 mars 1887.

L'examen microscopique démontre un carcinome.

L'opéré vit encore et le prof. Israel, que nous ne saurions trop remercier, en même temps qu'il nous a envoyé toute sa statistique nous a fait savoir que le malade est en très bonne santé et qu'il ne présente pas trace de récidive.

Par conséquent, dans le cas de Krœnlein il y a eu une survie de plus de treize ans, dans celui d'Israel de plus de onze ans.

A propos de nos deux malades, peut-on parler de guérison radicale? Certes, si l'on s'en rapporte à la loi de Volkmann, on peut constater que ces deux malades ont dépassé et depuis longtemps le délai de trois ans assigné par cet auteur à la récidive pour se produire. Malheureusement, qu'il s'agisse de récidive ou de pullulation épithéliale nouvelle, il n'en reste pas moins certain que des malades délivrés opératoirement de leur cancer depuis dix ans sont redevenus cancéreux ; aussi tout en restant très réservé sur l'affirmation de la curabilité du cancer, de pareils exemples plaident fortement dans le sens de la curabilité et militent en faveur de l'intervention chirurginale du cancer du rein.

(1) GUILLET. Thèse de Paris, 1888.
(2) CHEVALIER. Thèse de Paris, 1891.
(3) ISRAEL. Chirurgie du rein. *Archiv für klin Chirurgie*, Bd XLVII, Heft 2.

CHAPITRE PREMIER

Ce que nous entendons sous le nom de tumeurs malignes du rein.

Nous comprendrons sous le nom de tumeurs malignes du rein non seulement, comme il est classique de le faire, les carcinomes du rein et du bassinet, mais aussi certaines formes d'adénomes et la struma supra-renalis de Grawitz, dont les recherches histologiques récentes paraissent bien démontrer la malignité.

Adénomes.

Grawitz, le premier, a rapporté le cas d'un adénome du rein avec des noyaux scondaires dans les poumons. Seulement Grawitz, tout en insistant sur les caractères adénomateux de la tumeur rénale, n'a pas fait d'examen histologique des noyaux pulmonaires, ce qui aurait été d'une importance capitale.

Sabourin, à la suite d'une série très intéressante de travaux parus dans les *Archives de Physiologie* (1) et dans la *Revue de Méde-cine* (2), étudie à nouveau les adénomes, leur rapport avec la cir-rhose du rein, les adénomes hémorrhagiques, et dans un dernier article en collaboration avec Œttinger (3), il expose le cas suivant :

A l'autopsie d'un saturnin brightique, il trouva les deux reins atteints de cirrhose atrophique et portant des tumeurs multiples. Dans le rein gauche, ce sont des petits adénomes en régression ; l'un d'eux est un adénome hémorrhagique plus volumineux. Dans le rein droit, une vaste tumeur enkystée refoulant le tissu rénal et ne laissant

(1) Contribution à l'étude de la dégénérescence kystique des reins et du foie. *Archives de Physiologie*, 1882, p. 68 et 213.

(2) *Revue de Médecine*, 1884. Cirrhose rénale avec adénomes multiples, p. 441 ; Adénome hémorrhagique, p. 874.

(3) SABOURIN et ŒTTINGER. *Revue de Médecine*, 1885, p. 888.

subsister qu'une portion minime autour du bassinet dilaté. A ce niveau, la tumeur a perforé la capsule et fait hernie dans le bassinet sous forme d'un champignon du même aspect. Lexamen microscopique constate un tissu semblable à colui qui forme l'adénome hémorrhagique du rein gauche et, d'autre part, toutes les variétés de tissus que présentent les adénomes du rein étudiés dans une foule d'observations. Sur une certaine quantité de régions, le parenchyme épithélial de la tumeur subit les modifications de sclérose qui le font ressembler aux formes carcinomateuses et squirrheuses des tumeurs.

C'est à cet état que le néoplasme semble avoir envahi le rein de proche en proche pour faire hernie dans le bassinet. Enfin, c'est à cet état que la tumeur s'est généralisée dans le poumon. Et il conclut :

« Certains adénomes du rein se comportent sur place et à distance comme des tumeurs malignes. D'où ce corollaire : Certains cancers du rein ne sont que des adénomes. »

Plus récemment M. Pilliet (1), à l'occasion de plusieurs communications faites à la Société anatomique en 1889 et 1890, admet la malignité des adénomes hémorrhagiques, qu'il compare à la mammite dendritique décrite par le prof. Cornil, et arrive à la conclusion :

« Il existerait donc, entre l'adénome, le squirrhe, l'épithéliome végétant et l'épithéliome polykystique du rein, une série d'intermédiaires reliant toutes ces tumeurs par la chaîne d'une parenté assez étroite.

Senator (2) se prononce dans le même sens :

« Néanmoins la distinction des adénomes et des carcinomes est quelquefois très difficile, car il existe des formes de transition, et plus particulièrement dans les reins que dans les autres organes, on trouve des formes qui étaient décrites sous le nom d'adéno-carcinome ou d'adénome malin. »

Notre maître, M. Albarran (3), dans son remarquable article, conclut dans le même sens : « Aussi bien au point de vue de la structure qu'à l'examen macroscopique, on ne peut établir de limite précise entre les adénomes et les épithéliomes. » Et plus loin : « Je répète encore qu'on ne peut établir de limite précise entre les adénomes et

(1) Pilliet. *Bull. Soc. anat.*, Paris, 1889, p. 545, et 1890, p. 464.
(2) Senator. *Maladies des reins*, Berlin, 1895.
(3) Albarran. *Traité des maladies de l'enfance*, t. III, p. 369.

les épithéliomes, et qu'il existe de nombreux intermédiaires; les adénomes ne constituent souvent que le début d'un épithéliome. »

Sottas (1) de même : « En réalité, on ne peut séparer par aucune
différence histologique marquée l'adénome rénal de l'épithéliome; de
plus entre l'adénome hystique et le cancer à marche rapide, on pourrait placer de nombreuses tumeurs peu envahissantes, mais non en-
kystées. »

Nous-même, n'avons-nous pas dans les observations que nous
avons réunies des preuves de cette malignité de certains adénomes ?

Nous voyons, en effet, dans le cas de Ilott et Walsham (obs. 144)
bien que l'examen microscopique ait montré un adénome kystique
congénital du rein, la récidive survenir dix mois après. Un an après
l'opération l'enfant était mort.

Dans le cas de Témoin (obs. 57) il s'agissait d'un adénome hémorrhagique papillaire, et la malade mourut 11 mois après.

Sudeck (2) dans son travail expose le cas (il n'existe pas parmi nos
observations, car il n'y a pas eu de néphrectomie) d'un homme qui,
sans avoir présenté aucun phénomène rénal, meurt d'accidents pulmonaires. A l'autopsie, Sudeck trouva un adénome dans le rein gauche
et des noyaux métastatiques dans les poumons. Il insiste sur la nature
adénomateuse des tumeurs, tant primitive que secondaire, dans ce cas.

Ces faits plus récents ne font donc que confirmer les opinions de
Sabourin, Albarran, Senator, Pilliet, Sottas et nous pouvons légitimement conclure de cet exposé critique que certains adénomes doivent entrer dans le cadre des tumeurs malignes, et cela à la fois pour
des raisons cliniques et des raisons histologiques.

En effet, au point de vue clinique, ces adénomes n'ont-ils pas présenté souvent, comme les tumeurs malignes, un accroissement constant; n'ont-ils pas donné naissance à des métastases et provoqué la
cachexie et la mort par généralisation ?

De même, l'histologie nous montre que dans beaucoup de cas il
est impossible de marquer la limite entre l'adénome et l'épithéliome
(Albarran, Senator, Pilliet, Sottas) et que certains adénomes se trans-
forment en épithéliomes (Albarran, Pierre Delbet, Pilliet).

(1) SOTTAS. Cancer du rein, *Manuel de Médecine Debove et Achard*, vol. VI, p 697.
(2) SUDECK, Sur la structure des adénomes du rein, *Virchow's Arch.*, vol. 188,
p. 405.

H.   2

Struma supra-renalis de Grawitz

La même discussion s'applique à la Struma supra-renalis de Grawitz, considérée généralement en France comme toujours bénigne (1).

Nous croyons que c'est là une conception dangereuse, car certaines de ces tumeurs se comportent comme des néoplasmes malins et nous croyons utile, à ce sujet, d'entrer dans quelques détails sur cette question encore mal connue.

On rencontre quelquefois, sous la capsule fibreuse du rein, des petits nodules de la grosseur d'un grain de millet jusqu'à une noisette, quelquefois de dimensions plus considérables. Ces tumeurs ont été décrites par Robin, à cause de leur aspect graisseux, sous le nom de lipome intra-néphrétique.

Grawitz, en 1883, en étudiant les pièces réservées de la collection de Berlin sous le nom de lipomes rénaux, observa que ces tumeurs ont une structure qui se rapproche bien plus de celle des capsules surrénales que du rein et il émet la théorie que ces tumeurs qui, en somme, n'étaient que des petits adénomes, proviennent de noyaux adhérents de la glande surrénale et inclus dans le rein. Il proposa de les appeler *Strumæ lipomatodes aberratæ renis.*

Grawitz appuie son opinion sur les arguments suivants (2) :

1º La situation sous-capsulaire de la tumeur ;

2º La différence complète entre les cellules de la tumeur et celles des tubes urinifères ;

3º La présence de la graisse dans les cellules ;

4º La séparation de ces tumeurs d'avec le parenchyme rénal par une capsule conjonctive ;

5º Un aspect analogue à la structure des capsules surrénales ;

6º L'apparition concomitante de dégénérescence amyloïde sur les vaisseaux de la tumeur et dans l'écorce des capsules surrénales.

L'existence du glycogène dans ces tumeurs serait tout à fait caractéristique de l'origine surrénale de ces tumeurs d'après Lubarsch (3).

Depuis que Grawitz a émis cette théorie, elle a été acceptée et étendue en Allemagne.

(1) TUFFIER. *Traité de chirurgie* DUPLAY-RECLUS, t. VII, p. 613.
(2) MANASSE. *Virchow's Arch.,* 1895, t. CXLII, p. 164 et t. CXLIII.
(3) LUBARSCH. *Virchow's Arch.* 1894, t. CXXXV.

Strubing (1), Villaret (2), Ambrosius (3), Manasse (4), Lubarsch (5) l'acceptent. Horn (6) conclut dans son travail, que tous les adénomes du rein reconnaissent seule cette origine.

Par contre, Sudeck (7) combat énergiquement la théorie de Grawitz.

En Allemagne, les strumæ sont longuement décrites, ainsi Strubing, Rosenstein (8) leur consacrent un chapitre à part après les sarcomes et les carcinomes.

Ils en distinguent des bénignes et des malignes et cherchent à les différencier, mais il arrivent à cette conclusion que cliniquement les symptômes locaux ne permettent pas de faire la distinction.

A quoi correspondent les strumæ supra-renales de Grawitz ?

« Doit-on les mettre, dit Lubarsch (9), au nombre des adénomes, des carcinomes, des sarcomes ou endothéliomes ? Grawitz, Horn et Sudeck parlent tantôt d'un aspect carcinomateux, tantôt d'un aspect sarcomateux de ces tumeurs ; tandis que Beneke se décide à les considérer comme des sarcomes et Drissen comme des endothéliomes. La cause de ces différences réside dans le fait que les auteurs se placent tantôt au point de vue morphologique, tantôt au point de vue du développement. »

On voit qu'on est loin d'être fixé sur la nature de ces tumeurs.

Notre maître, M. Albarran, les étudie à propos des adénomes, de même que Manasse et Lubarsch.

Mais il est un fait très important, c'est que ces tumeurs peuvent se généraliser et se comporter par conséquent comme des tumeurs malignes.

Grawitz (cité par Manasse) parle de la malignité éventuelle de ces tumeurs et même de leur généralisation.

« Ces tumeurs, dit Lubarsch, peuvent, après l'apparition des signes cliniques, évoluer pendant encore longtemps, deux, trois, même

(1) STRUBING. *Klin. Handbuch von Zuelzer*, 1894, vol. II, p. 186 et suiv.
(2) VILLARET. Thèse de Greifswald, 1891.
(3) AMBROSIUS. Thèse de Marbourg, 1891.
(4) MANASSE. *Loc. cit.*
(5) LUBARSCH. *Loc. cit.*
(6) HORN, *Virchow's Arch.*, Bd 126.
(7) SUDECK. *Virchow's Arch.*, Bd 183.
(8) ROSENSTEIN. *Pathologie et thérapie du rein.* Berlin, 1894.
(9) LUBARSCH. *Loc. cit.*

six ans. Le plus souvent, après être restées stationnaires quelque temps, elles prennent rapidement un grand développement et amènent la mort par la formation de métastases. »

Il est certain donc, de l'avis de ceux qui les ont étudiées particulièrement, qu'il y a des strumæ qui se sont généralisées et se sont par conséquent comportées comme des tumeurs malignes.

Nous prouvons cette malignité par quelques exemples.

Telle est l'observation suivante, que nous trouvons dans le travail du prof. Israel (1).

Homme, 64 ans, vient consulter le prof. Israel pour 2 tumeurs du volume d'une noisette, situées sur les 11e et 12e côtes, existant depuis un an. Résection des 11e et 12e côtes. Palpation du pôle supérieur du rein, tumeur grosse comme une pomme. Le prof. Israel considère l'ablation du rein inutile, en raison de la généralisation. Il se contente d'en prendre un morceau. Or, l'examen des trois pièces montra qu'il s'agissait de struma supra-renalis de Grawitz.

Plus tard survinrent des métastases dans les poumons, plèvre, et finalement la mort.

Dans nos observations nous trouvons les cas suivants :

I. — Cas de PERTHES (Obs. 19). Femme, 46 ans, hématuries spontanées abondantes, cinq ans avant. Bientôt après, tumeur rénale droite mobile. Dans ces derniers temps, augmentation rapide de la tumeur. Cachexie. Néphrectomie.

Diagnostic microscopique. — Struma supra-renalis. Guérison.
Morte 6 mois plus tard par récidive locale et multiples métastases.

II. — Cas de LOTHEISSEN (Obs. 143). Femme de 56 ans. Tumeur située dans la région lombaire de la grosseur d'une tête d'enfant, dure, bosselée, nettement délimitée.
Néphrectomie.
Diagnostic microscopique. — Struma supra-renalis de Gravitz. Guérison.
Morte 9 mois plus tard de récidive.

III. — Cas d'ASKANAZY (Obs. 42). Homme, 54 ans. Tumeur rénale gauche. Néphrectomie. Pendant l'opération on a constaté que la veine rénale était thrombosée jusqu'à la section opératoire.
Diagnostic microscopique. — Struma supra-renalis. Guérison.
Cinq semaines après, récidive dans la cicatrice. Métastases dans le fémur, dans la main gauche, dans les os du cou.
Mort 4 mois après.

(1) ISRAEL. *Loc. cit.* Obs. 8.

IV. — Cas d'Israel (Obs. 88). Homme, 42 ans. Tumeur du pôle inférieur du rein gauche. Néphrectomie. Guérison opératoire.

Diagnostic. — Struma supra-renalis.

Un an et demi après, tumeur métastatique dans l'humérus.

Nous croyons avoir suffisamment montré par ces exemples, que les tumeurs appelées en Allemagne strumæ supra-renales sont des néoplasmes qu'il ne faut pas considérer comme exclusivement bénins, mais qu'il y en a aussi de très malins, que ces cas ne sont pas rares et que par conséquent elles devaient rentrer dans notre statistique.

Nous ne voudrions pas, en finissant ce chapitre, laisser le lecteur sous l'impression que nous considérons tous les adénomes et toutes les strumæ supra-renales comme des tumeurs malignes. Certainement, la plupart de ces tumeurs sont des néoplasmes bénins, mais dans l'impossibilité où nous sommes de distinguer à la seule inspection macroscopique et microscopique l'adénome bénin de celles de ces tumeurs qui se comporteront dans la suite comme un cancer, nous croyons légitime de faire entrer les adénomes et les strumæ dans une étude de thérapeutique chirurgicale des tumeurs malignes du rein.

Nous savons qu'en agissant ainsi, nous encourrons le reproche de faire bénéficier notre statistique globale des résultats heureux obtenus dans certains cas ; nous pensons cependant y échapper en dressant une statistique spéciale pour différentes formes histologiques.

CHAPITRE II

Les résultats de l'intervention chirurgicale dans le cancer du rein.

Le dernier travail d'ensemble paru en France sur la question est l'excellente thèse de Chevalier, qui date de 1891. Elle rassemble les cas d'extirpations du cancer du rein pratiquées jusqu'à cette époque.

Nous avons eu, pour notre part, à chercher les résultats de la néphrectomie pour cancer de 1890 à 1898.

Nous nous trouvons ainsi en présence de deux séries de faits, les unes antérieurs pour la plupart à 1890, c'est-à-dire *anciens*; les autres postérieurs à cette date, c'est-à-dire *récents*.

Nous espérons, de la comparaison des résultats fournis par ces deux séries, pouvoir tirer des enseignements d'un intérêt considérable. Et tout d'abord quels ont été les résultats opératoires immédiats dans chacune de ces séries ? Nous les considérons chez l'enfant et chez l'adulte, et nous distinguerons les néphrectomies en extra et intra péritonéales selon la voie suivie dans l'extirpation.

AVANT 1890. Nous relevons les chiffres suivants dans les différentes statistiques.

A. — Enfant.

TAYLOR	Sur 85 cas, 15 morts, soit mortalité de 60		p. 100.
GUILLET	18 — 12 —	—	66	—
DOHRN	— —	—	44.0	—
CHEVALIER	27 — 19 —	—	55 5	—

B. — Adulte.

GROSS	Sur cas, morts, soit mortalité de 61.2 p. 100.
JOUNG	8 — 7 —	—	80	—
BERGMANN	24 — 20 —	—	83	—
ROBERT WEIG	32 — 22 —	—	70	—

BILLROTH................	Sur 33 cas 20 morts, soit mortalité de 60 p. 100			
TUFFIER................	46 — 30	—	—	65,2 —
CZERNY, avant 1889.....	12 — 0	—	—	75 —
SIEGRIST...............	61 — 32	—	—	52,45 —
BRODEUR...............	36 — 23	—	—	64 —
GUILLET...............	65 — 44	—	—	66 —
CHEVALIER.............	103 — 63	—	—	62,6 —

Quand à la voie suivie pour la néphrectomie, nous trouvons avant 1890 les données suivantes :

	VOIE EXTRA-PÉRITONÉALE	VOIE TRANSPÉRITONÉALE
GROSS ,..........	36.9 p. 100	60,83 p. 100
BRODEUR........	37.6 —	60 —
FISCHER.........	10 —	52 —
SIEGRIST........	28.52 —	57.89 —
GUILLET........	39.83 —	62 —
CHEVALIER......	24 —	59 —

En résumé, dans les statistiques antérieures à 1890 la mortalité opératoire était considérable chez l'enfant comme chez l'adulte : elle était en moyenne de 60 p. 100.

Et quant à la voie suivie, la voie lombaire donnait de meilleurs résultats.

Après 1890.

En 1894, Döderlein (1) fait une statistique pour l'enfant et sur 40 cas réunis, il trouve une mortalité opératoire de 40 p. 100.

Newman, sur 110 cas réunis, trouve 46 morts, soit une mortalité opératoire de 42 p. 100.

Czerny (2), depuis 1889, sur 9 opérés compte 9 guérisons.

Nous tirons de notre statistique les chiffres suivants :

A. — Résultats immédiats.

Sur 165 observations de néphrectomie pour cancer que nous avons rassemblées, nous trouvons 32 morts (nous avons considéré comme morts de l'opération ceux qui ont succombé dans le 1er mois qui a suivi l'opération), soit une mortalité opératoire globale de 19.35 p. 100.

(1) DÖDERLEIN et BIRCH-HIRSCHFELD. *Contrabl. f. Krank. d. Harn. u. Sexual. Org.* 1894, H. 1 et 2.
(2) MAX. JORDAN. *Loc. cit.*

Sur les 165 néphrectomies, nous en trouvons 53 pratiquées chez l'enfant avec 9 morts, soit *une mortalité de 17 p. 100* ; et 112 pratiquées chez l'adulte avec 23 morts, *soit une mortalité de 20.50 p. 100.*

Quant à la voie suivie, nous avons des détails dans 144 cas.

La voie transpéritonéale, sur ces 144 cas, a été suivie chez l'adulte et chez l'enfant dans 74 fois avec 16 morts, soit 21.50 p. 100 de mortalité.

La voie extrapéritonéale, dans 70 cas avec 14 morts (enfants et adultes), soit une mortalité de 20 p. 100.

Maintenant considérons la mortalité suivant la voie suivie chez l'enfant et chez l'adulte.

Chez l'enfant. — a) *Voie transpéritonéale :* 34 cas avec 7 morts ; *soit mortalité de 20.60 p. 100.*

b) *Voie extrapéritonéale :* 6 cas, 0 mort ; *mortalité 0.*

Chez l'adulte. — a) *Voie transpéritonéale :* 40 cas avec 9 morts ; *soit 23.50 p. 100.*

b) *Voie extrapéritonéale :* 64 cas, 14 morts ; *mortalité de 21.90 p. 100.*

De notre statistique portant sur les enfants, il faut rapprocher celle de M. Albarran. Notre maître compte avant 1890 une mortalité opératoire de 40 p. 100, et depuis 1890 de 20 p. 100 (1).

On voit que ces chiffres confirment les nôtres.

B. — Résultats éloignés.

Les résultats éloignés, de même que les résultats immédiats, n'étaient pas encourageants avant 1890.

Nous trouvons dans la thèse de Guillet (2) 65 observations de tumeurs malignes du rein, et sur ces 65 opérés, nous ne trouvons une survie de plus d'un an que dans trois cas. L'une des malades de Byford fut revue en bonne santé deux ans après ; une de Péan 14 mois après, et une opérée de Higquet mourut de généralisation au bout d'un an et demi. Parmi les autres malades guéris de l'opération,

(1) ALBARRAN. *Traité des maladies de l'enfance,* t. III, p. 381.
(2) GUILLET. Thèse de Paris, 1888, p. 114.

les unes ont récidivé avant un an, les autres ont été perdus de vue.

Dans la thèse de Chevalier (1), nous ne trouvons aucune indication en ce qui concerne les résultats éloignés des opérés.

Dans la statistique de M. Albarran concernant l'enfant, qui va de 1870 à 1889, on trouve 34 opérés avec 16 guérisons opératoires et 16 récidives avant la fin de la première année.

Après 1890, M. Albarran a également réuni les cas de 1890 à 1897. Il en trouve 63 avec 50 guérisons; 27 récidives et 17 guérisons se maintenant plus d'un an, et 12 malades sans nouvelles ultérieures.

En dressant notre statistique, les résultats éloignés nous ont préoccupé particulièrement. Nous n'avons pu recueillir des renseignements de tous les cas recueillis; on comprend la difficulté insurmontable d'une pareille recherche, néanmoins nous avons pu avoir de nombreux renseignements précis ultérieurs que nous envisagerons chez l'enfant et chez l'adulte.

Chez l'enfant. — Sur 53 enfants opérés nous connaissons les résultats éloignés de 24 cas.

De ces 24 cas : 8 n'ont pas présenté de récidive, 16 sont morts.

Sur les 8 n'ayant pas présenté de récidive, les opérés ont été revus bien portants et sans récidive au bout de :

        6 ans 0 mois.. ADBÉ (obs. 135).
        6 — .... DÖDERLEIN et BIRCH-HIRSCHFELD (obs. 9).
        5 — .... ISRAEL (obs. 87).
        3 — 6 mois.. HANS SCHMIDT (obs. 52).
        2 — 3 — .. STEELE (obs. 44).
        2 — 3 — .. ROVSING (obs. 30).
    14 mois......... MALCOOLM (obs. 50).
        9 — .... HIPPEL (obs. 161).

Les 16 autres enfants opérés sont morts de récidive.

    1 au bout de 3 ans 6 mois. ABBÉ (obs. 136).
    1 —   22 — . JORDAN (obs. 75).
    1 —   13 — . COLEY (obs. 11).
    1 —   12 — . ILOTT ET WALSHAM (obs. 144).

(1) CHEVALIER, *Loc. cit.*

1 au bout de　　　10 mois. MANASSE (obs. 151).
2　　—　　　　　0　—　. ROVSING (obs. 20).
　　　　　　　　　　　　LÉONTE (obs. 14).
1　　—　　　　　7　—　. PERTHES (obs. 16).
3　　—　　　　　5　—　. BRANDT (obs. 39).
　　　　　　　　　　　　WALKER (obs. 133).
　　　　　　　　　　　　DOHRN (obs. 105).
4　　—　　　　　3　—　. JORDAN (obs. 73).
　　　　　　　　　　　　BRUN (obs. 115).
　　　　　　　　　　　　VERHOFF (obs. 117).
　　　　　　　　　　　　ROVSING (obs. 28).
1　　—　　　　2 m. 1/2. BROKAW (obs. 49).

Chez l'adulte. — Sur 112 opérés, 89 ont survécu à l'opération.
Nous avons des renseignements ultérieurs sur 62 de ces malades.

Sur ces 62 malades nous en trouvons 30 qui ont été revus et bien
portants :

1 au bout de 7 ans........... ISRAEL (obs. 91).
1　　—　　　6　— 6 mois. GIORDANO (obs. 116).
2　　—　　　5　— 6　—　. ROVSING (obs. 26).
　　　　　　　　　　　　　JORDAN (obs. 76).
1　　—　　　5　— 3　—　. PERTHES (obs. 22).
1　　—　　　4　— 6　—　. BRÆNINGER (obs. 158).
1　　—　　　4　— 3　—　. BELLATI (obs. 56).
1　　—　　　4　—　........ Mc WEENEY (obs. 12).
1　　—　　　4　—　........ ISRAEL (obs. 98).
1　　—　　　3　—　........ ISRAEL (obs. 96).
1　　—　　　2　— 9　—　. LOTHEISSEN (obs. 141).
1　　—　　　2　— 6　—　. LOTHEISSEN (obs. 138).
　　　　　　　　　　　　　ALBARRAN (obs. 7).
　　　　　　　　　　　　　BIGGS (obs. 48).
5　　—　　　2　—　........ DRUGESCO (obs. 81).
　　　　　　　　　　　　　ISRAEL (obs. 103).
　　　　　　　　　　　　　TERRILLON (obs. 125).
1　　—　　　　— 20 mois SULLIVAN (obs. 132).

4 au bout de 18 mois........ { Edgard Willett (obs. 145).
Rovsing (obs. 33).
Israël (obs. 105).
Scudder (obs. 119).

2   —   12-15 mois...... { Israël (obs. 109).
Israël (obs. 107).

3 au bout de 6 mois........ { Braninger (obs. 160).
Israël (obs. 112).
Israël (obs. 113).

2   —   7   — .... { Albarran (obs. 6).
Pawlick (obs. 70).

7   —   2-6 —

4 sont morts d'affection intercurrente sans avoir présenté de récidive :

1 au bout de 4 ans 9 mois. Israël (obs. 94).
1   —   1 an........... Israël (obs. 93).
1   —   6 mois....... Hildebrand (obs. 65).
1   —   6 semaines... Tuffier (obs. 59).

22 sont morts de récidive :

1 au bout de 3 ans 6 mois. Swift (obs. 54).
1   —   2 ans 3 mois. Perthes (obs. 18).
1   —   18 mois...... Jordan (obs. 78).
1   —   13 mois.. ... Israël (obs. 92).
1   —   10 mois...... Manasse (obs. 151).

3   —   9 mois......{ Leguru (obs. 73).
Israël (obs. 89).
Lotheissen (obs. 143).

2   —   6 mois......{ Perthes (obs. 19).
Perthes (obs. 16).

5   —   4 et 5 mois...{ Jordan (obs. 77).
Rovsing (obs. 32).
Askanazy (obs. 42)
Malcoolm (obs. 51).
Rovsing (obs. 34).

7 au bout de 3 mois.......
{
LANGE (obs. 49).
JORDAN (obs. 74).
JOHNSON (obs. 126).
ROVSING (obs. 28).
TÉMOIN (obs. 162).
JORDAN (obs. 80).
ISRAEL (obs. 97).
}

Ainsi que nous l'avons fait prévoir, nous sommes actuellement en mesure de nous livrer à quelques considérations intéressantes en rapprochant les deux séries de faits, c'est-à-dire ceux qui ont été opérés avant 1890 de ceux qui l'ont été depuis. Et tout d'abord, le fait le plus frappant, c'est l'abaissement considérable de près du triple de la mortalité opératoire globale.

Tandis qu'avant 1890 cette mortalité pouvait être considérée comme étant de 60 p. 100 en moyenne, nous la trouvons maintenant de 20 p. 100 environ. C'est là un résultat qui doit faire envisager la question de l'intervention chirurgicale sous un jour nouveau. Nous n'insisterons pas autrement sur l'amélioration des résultats opératoires chez l'adulte, mais le point sur lequel il faut insister, c'est l'abaissement énorme de la mortalité opératoire chez l'enfant. Tandis qu'avant 1890 nous la voyons de 40 p. 100 environ (Albarran), elle est actuellement, depuis 1890, de 17 p. 100.

Il y a là de quoi faire modifier complètement la conclusion de Gross, de Fischer et de Chevalier, qui déconseillaient l'intervention. « La néphrectomie sera rejetée chez l'enfant, conclut ce dernier. » L'enfant, tout comme l'adulte, sinon plus que lui, supporte l'intervention.

Nous éloignant complètement de ces auteurs, nous concluons, avec notre maître, M. Albarran, que l'opération doit être recommandée chez l'enfant. En effet, dit M. Albarran (1), « ce que l'avenir réserve aux enfants néphrectomisés ne pourra être connu que dans quelques années; mais d'ores et déjà nous pouvons dire que les résultats de la néphrectomie sont suffisants pour que l'opération doive être conseillée toutes fois qu'un examen attentif ne fera découvrir des signes de généralisation et que l'état du malade nous permet d'espérer qu'il pourra résister à l'opération ».

(1) ALBARRAN, *Traité des maladies de l'enfance*, t. III, p. 882.

Sans attendre les quelques années que M. Albarran demande, n'avons-nous pas dès à présent, grâce aux cas que nous avons pu réunir, des éléments suffisants pour trancher la question ?

Nos chiffres répondent avec éloquence à cette question.

Il n'est pas inutile de rechercher brièvement à quoi est dû cet abaissement si considérable de la léthalité opératoire.

Nous voulons simplement signaler les progrès accomplis au point de vue de la technique chirurgicale en général.

L'antisepsie est mieux faite et surtout l'asepsie plus rigoureuse (Albarran, Abbé, Hartmann, Giordano).

Cependant la sécurité absolue contre l'infection n'est pas encore atteinte, car nous voyons un plus grand nombre de malades succomber après la néphrectomie transpéritonéale qu'après l'intervention par la voie lombaire dans laquelle la grande séreuse ne se trouve pas intéressée ou l'est moins largement.

Mais il ne faudrait pas attribuer uniquement à des fautes d'asepsie les échecs consécutifs à l'usage de la voie transpéritonéale. Il faut reconnaître, en effet, que les indications de l'une et de l'autre voie ne sont pas identiques. Tandis que la voie lombaire a, généralement, été employée pour des tumeurs petites, mobiles ou bien limitées, la voie transpéritonéale a servi surtout à l'ablation de néoplasmes évoluant depuis longtemps, volumineux, plus ou moins adhérents, ayant déjà par leur évolution même altéré la résistance du sujet. Quoi qu'il en soit, il faut retenir que dans les conditions que nous venons de citer la voie transpéritonéale offre encore une certaine gravité.

De son côté, la chirurgie spéciale du rein et la néphrectomie en particulier est de mieux en mieux pratiquée et sa technique se perfectionne de jour en jour.

Enfin et surtout les indications ont elles-mêmes évolué. Les chirurgiens s'attaquent de moins en moins aux tumeurs volumineuses et adhérentes, ils préconisent et pratiquent, dans la mesure du possible, des opérations précoces qui s'adressent à des tumeurs jeunes et facilement enlevables.

Ainsi tandis que l'opération facile et bénigne, tend, grâce à leurs efforts, à devenir la règle, les opérations tardives, difficiles et meurtrières seront bientôt l'exception.

Ces mêmes perfectionnements de la technique, qui, mieux connue, permet de faire un curage plus complet de la région lombaire et des indications qui permettent d'enlever des tumeurs malignes avant qu'elles ne soient propagées aux parties voisines ou qu'elles aient provoqué au loin des métatases, ces perfectionnements, disons-nous, ont fait sentir leur heureuse influence sur les suites éloignées de l'intervention chirurgicale. Tandis que c'est avec grand'peine que nous trouvons, avant 1890, deux ou trois malades qui aient présenté une survie supérieure à un an, parmi les malades opérés depuis cette époque, au contraire nous en voyons un nombre que l'on peut traiter de considérable, quand il s'agit d'une affection réputée incurable, survivre à l'opération non seulement un an, mais encore cinq, six et sept années sans récidive.

De l'étude des cas de survie se dégage d'autres considérations d'un intérêt majeur. Nous voyons, en effet, que tous les malades, ou presque tous, qui ont succombé à la récidive ont disparu avant la fin de la première année. La majorité de ceux-ci sont même morts rapidement, dans les premiers mois environ. Ce n'est pas à dire que quelques rares malades n'ont pas présenté de récidive au bout d'un an révolu. Nous en relevons sur 133 malades guéris de l'opération, 7 cas : 4 chez l'adulte et 3 chez l'enfant. Tout en tenant compte de ces cas qui, nous le répétons, sont rares, nous pouvons dire cependant qu'un opéré de cancer du rein qui n'a pas récidivé pendant les deux premières années a les chances les plus grandes de rester guéri d'une façon que nous dirons très durable pour ne pas prononcer le mot de radicale. Nous avons la conviction cependant que la néphrectomie dans le cancer du rein sera devenue une opération exécutée de longue date, les longues guérisons durables, que nous pouvons encore observer aujourd'hui, s'affirmeront comme radicales.

En somme, indépendamment de tous les progrès de la technique chirurgicale générale ou spéciale au rein, il y a une condition qui prime toutes autres quand on veut se mettre dans les meilleurs conditions possibles pour obtenir d'excellents résultats opératoires immédiats et surtout de bons résultats éloignés, les seuls qui sont à considérer dans la chirurgie du cancer du rein, c'est d'opérer les néoplasmes rénaux le plus près possible de leur début.

Le but de notre travail est précisément de rechercher les éléments de diagnostic permettant de remplir cette condition.

CHAPITRE III

Des résultats de la néphrectomie en rapport avec les différentes formes histologiques des tumeurs malignes du rein.

Nous avons donné dans le chapitre précédent les résultats généraux de la néphrectomie, sans tenir compte des variétés histologiques de ces tumeurs.

C'est ce travail d'analyse qui doit maintenant attirer notre attention.

En premier lieu, nous devons chercher dans nos observations quelles sont les formes sous lesquelles se sont présentées les tumeurs malignes du rein, leur fréquence respective et les résultats immédiats et éloignés que l'opération a donnés.

Nos cas se répartissent ainsi : Sarcomes 68, carcinomes 53, adénomes 14, struma 17, tumeurs du bassinet : épithéliomes 2.

Au total sur nos 165 observations nous possédons les détails histologiques dans 154 cas.

Les 11 autres cas manquant de détails histologiques sont inutilisables pour ce chapitre.

$$\text{A. — Sarcome.} \begin{cases} \text{68 cas.} \\ \text{14 morts opératoires.} \\ \text{20,5 p. 100.} \end{cases}$$

SARCOME GLOBO-CELLULAIRE.— Nombre total : 13.

```
Mortalité opératoire ............... 5 ............... 38,4 p. 100.
Récidive sans les 6 premiers mois. 3
   —        —      derniers mois. 0
   —    plus tardives........... 0
```

Guéris aux dernières nouvelles :

```
A la sortie de l'hôpital................................ 3
Depuis 9 mois......................................... 1
Depuis 24 mois........................................ 1
```

Sarcome fuso-cellulaire. — Nombre total : 10.

Mortalité opératoire .... 2 .... 20 p. 100.
Récidive dans les 6 premiers mois. 1
—   —   — derniers   —   1
—   plus tardives........... 2 morts au bout de { 18 mois.
                                                 { 1 an 8 mois.

Guéris aux dernières nouvelles :

A la sortie de l'hôpital.................................. 2
Depuis 5 ans.. 1
Depuis 5 ans 6 mois................................. 1

Angio-sarcome. — Nombre total : 5.

Mortalité opératoire .... 0 .... 0 p. 100.
Récidive dans les 6 premiers mois : 3

Guéris aux dernières nouvelles :

Depuis 4 ans....................................... 1
Depuis 5 ans 6 mois..................... 1

Rhabdo-myo-sarcome. — Nombre total : 5.

Mortalité opératoire .... 0 .... 0 p. 100.
Récidive dans les 6 premiers mois 1
—   —   — derniers   —   2

Guéris aux dernières nouvelles :

A la sortie de l'hôpital............................ 1
Depuis 3 ans 6 mois............................... 1

Adéno-sarcome. — Nombre total : 3.

Mortalité opératoire .... 0 .... 0 p. 100.
Récidive dans les 6 premiers mois. 1
Récidive à date indéterminée 1

Guéri aux dernières nouvelles :

Depuis 4 ans....... 1

Adéno-chondro-sarcome. — 1 mort de récidive 3 mois 1/2 après.

Fibro-sarcome. — 1 guérison à la sortie de l'hôpital.

Lympho-sarcome. — 1 mort de récidive 3 mois après.

ADÉNO-MYXO-SARCOME. — Nombre total : 3.

    Mortalité opératoire .... 1 .... 33 p. 100.

Guéris aux dernières nouvelles :

    depuis 6 ans 1
    depuis 7 ans 1

SARCOME SANS INDICATION DE VARIÉTÉ. — Nombre total : 20.

    Mortalité opératoire .... 6 .... 28 p. 100.
    Récidive dans les 6 premiers mois. 3.
    — après la première année, 1 mort au bout de 22 mois.

Guéris aux dernières nouvelles :

    à la sortie de l'hôpital 6
    au bout de 1 mois 1/2 1
    —   5 mois 1
    —   9 mois 1
    —   18 mois 1
    —   20 mois 1
    —   2 ans et 3 mois 2
    —   2 ans et 4 mois 1
    —   8 ans 2

B. — Carcinome. Épithéliome. Endothéliome. { 53 cas,
    12 morts opératoires
    22.56 p. 100.

CARCINOME. — Nombre total : 30.

    Mortalité opératoire .... 8 .... 26.6 p. 100.
    Récidive dans les 6 premiers mois 3
    Récidive à une époque indéterminée 1

    Récidive plus tardive .... 2 morts au bout de { 13 mois,
    18 mois.

    Morts de maladies intercurrentes.. 2 { 1 an, appendicite perforante.
    4 ans 6 mois, affection cardiaque.

Guéris aux dernières nouvelles :

    A la sortie de l'hôpital 3
    Au bout de 13 mois 1
    —   10 — 3
    —   9 — 1
    —   5 — 1
    —   1 an 1
    —   18 mois 1
    —   5 ans et 3 mois 1

ÉPITHÉLIOMA. — Nombre total : 13.

Mortalité opératoire............ 2 .... 15 p. 100.
Récidive dans les 6 premiers mois 0
  —   — —derniers mois 1
  —   plus tardive......... 1 mort au bout de 2 ans.
Mort de maladie intercurrente .. 1 au bout de 6 semaines, pneum.

Guéris aux dernières nouvelles :

A la sortie de l'hôpital..................................... 6
Au bout de 6 mois.................................. 1
  —   4 ans 1/2.................................. 1

ADÉNO-CARCINOME . — Nombre total : 8.

Mortalité opératoire............ 1 .... 12.5 p. 100.

Guéris aux dernières nouvelles:

A la sortie de l'hôpital..................................... 4
Au bout de 1 an 1/2.................................. 1
  —   2 ans.................................. 1
  —   32 mois.................................. 1

ENDOTHÉLIOME. Nombre total : 2.

Mort opératoire..................................... 1
Guérison à la sortie de l'hôpital..................... 1

C. — **Adénome.** — Nombre total : 14.

Mortalité opératoire........................... 0 .... 0 p. 100
Récidive dans les 6 derniers mois de la 1re année 2
  —   à époque indéterminée............... 1
Mort de cause inconnue .... 1 au bout de 2 ans.

Guéris aux dernières nouvelles :

A la sortie de l'hôpital.................................. 5
Au bout de 14 mois.................................. 1
  —   16 — 2
  —   18 — 1
  —   18 — 1

D. — **Struma supra-renalis.** -- Nombre total : 17.

Mortalité opératoire...................... 5 .. 29.4 p. 100

Récidive dans les 6 premiers mois........... 2
—   —   — derniers — 1
—   plus tardive.................... 1 au bout de 18 mois.
Mort de maladie intercurrente............... 1 pneumonie et méningite
au bout de 6 mois.

Guéris aux dernières nouvelles :

A la sortie de l'hôpital 4
Au bout de 2 ans 1/2............................... 1
—   4 —   1
—   4 — 1/2.............................. 1

E. — **Tumeurs du bassinet.** — Nombre total : 2

Épithélioma à cellules cylindriques guéri depuis 6 ans 1/2.... 1
Épithélioma   —   —   —   6 mois....... 1

Ainsi que nous l'avions promis, nous venons de dresser une statistique spéciale pour chacune des variétés histologiques du cancer du rein. Notre principal souci, nous l'avons dit, était d'éviter qu'on nous reproche d'avoir obtenu une mortalité opératoire très faible, en comprenant dans notre statistique des tumeurs considérées comme toujours bénignes et bien à tort par de nombreux chirurgiens.

Il n'est pas douteux que nos 14 cas d'adénomes ont tous guéri de l'opération. C'est évidemment là une cause d'amélioration de la statistique. Le fait est incontestable. Mais si nous considérons les résultats obtenus dans la struma supra-renalis, nous voyons que dans cette variété de tumeur dite aussi bénigne, la mortalité est au contraire très forte de 29.4 p. 100.

D'un autre côté, nous voulons montrer qu'en ne réunissant que les cas reconnus unanimement comme malins, les carcinomes et les sarcomes, la mortalité opératoire actuelle a baissé dans des proportions aussi considérables. Sur 53 carcinomes 22,5 p. 100 et sur 68 sarcomes de 20,5 p. 100, et en réunissant ces deux formes de tumeurs, nous trouvons sur 121 cas une mortalité opératoire de 21,50 p. 500.

Nous sommes loin de la mortalité de plus de 60 p. 100 de nos devanciers.

Nous pourrions en dire autant en ce qui concerne les résultats éloignés.

Ne voyons-nous pas des adénomes et des strumæ supra-renales récidiver rapidement et entraîner la mort ; tandis que des carcinomes et des sarcomes bien et dûment constatés permettent après leur ablation des survies de longues années.

En présence de longues survies que nous venons de constater à la suite de l'extirpation de tumeurs réputées les plus malignes et à évolution rapide, faut-il encore accorder quelque crédit à l'opinion de ceux qui conseillent l'abstention dans toute néoplasie rénale ?

Ces auteurs se fondent sur l'observation pas très exceptionnelle de cancer du rein évoluant ou semblant évoluer pendant de longues années et n'entraîner que très tardivement la mort des malades. Il y a des cas bien connus, comme ceux de Wolcott Langstaff (6 ans), Jaccoud (7 ans), Robin, Fournier (12 ans), Waldeyer, Yerjykowski (17 ans), cités par Strübing (1), Carlier (2), (12 ans).

Nous pouvons citer encore ceux de Guyon-Albarran (3).

Nous n'avons pas l'intention de soulever des doutes sur la valeur de ces observations. Elles ne sont pas, en somme, très rares, et bien que devant une tumeur en évolution pendant de longues années, on ne puisse préciser histologiquement, et pour cause, la vraie nature de ces néoplasmes, nous admettrons que les tumeurs observées par les auteurs étaient réellement, dès leur début, des cancers. Nous sommes tout disposé à dire avec M. Albarran qu'on a trop de tendance à attribuer au cancer du rein une marche trop rapide. Cela ne veut pas dire que le cancer du rein ait, en général, une évolution très lente. En effet, si nous consultons les auteurs qui ont calculé la durée moyenne de cette évolution, nous relevons les chiffres suivants : Lebert (4) lui assigne une durée de 6 mois 1/2. Selon cet auteur, le cancer du rein a l'évolution la plus rapide des cancers viscéraux.

Roberts (5) n'admet pas cette manière de voir. Il pense qu'il faut tenir compte de l'âge ; chez les enfants, la durée est bien plus courte que chez les adultes. Ainsi, il trouve une moyenne de 7 à 8 mois pour l'enfant et pour l'adulte il donne 2 ans 1/2.

(1) STRÜBING. *Klin. Handbuch. von Zuelzer*, 1804, vol. 2, p. 186 et suiv.
(2) CARLIER. In Thèse de BIGOT. Lille, 1898, p. 53.
(3) ALBARRAN. *Congrès français de Chirurgie*, 23 oct. 1806.
(4) LEBERT. *Traité des maladies cancéreuses*, 1851, p. 121.
(5) ROBERTS. *On urinary and renal disea*. Londres, 1885.

Rohrer (1) donne les mêmes chiffres que Roberts.

Guillet distingue les carcinomes des sarcomes.

Pour le carcinome, il indique 3 ans 1/2, mais en ce qui concerne le sarcome il l'envisage chez l'enfant et chez l'adulte. Chez l'enfant, la durée de l'évolution est inférieure à un an, tandis que chez l'adulte cette évolution est plus longue que celle du carcinome, sans pouvoir la préciser même approximativement par des chiffres.

M. Albarran (2) donne des chiffres très voisins de ces derniers : de 3 à 5 ans chez l'adulte et moins d'un an chez l'enfant.

On voit par ce relevé que l'évolution du cancer est loin d'être aussi lente dans la majorité des cas que veulent bien le dire les chirurgiens qui conseillent l'abstention. Sans doute, il y a des néoplasmes qui évoluent lentement ; mais dans l'état actuel de la science, il nous est impossible de fixer à un cancer qui se révèle le mode et la durée de son évolution ultérieure. Peut-être y a-t-il là des conditions de formes histologiques. Il faut reconnaître que nous les ignorons et que nous serions en tout cas incapables de les diagnostiquer.

Aussi, en présence de tout cancer au début, devons-nous nous comporter comme si cette affection devait présenter son évolution, en somme habituelle, et ne pas compter sur une bénignité exceptionnelle.

Il resterait à envisager la moyenne de la survie chez les opérés.

Si nous avons donné de nombreux détails dans nos tableaux au point de vue de la survie pour chaque cas en particulier, c'est qu'il nous a semblé que l'indication d'une durée moyenne ne correspond absolument à rien. D'autant plus que nombre de nos malades sont encore parfaitement bien portants.

Nous nous bornons à citer G. Walker (3), pour lequel la durée moyenne de la vie sans opération serait de 8 mois 8, et avec opération de 16 mois 1/2 ; il résulte de là que les opérés tirent de l'opération un bénéfice de 8 mois d'existence. Et cet auteur conclut : « Bien que les guérisons soient très peu nombreuses, vue la terminaison fatale sans intervention, je conseille sans hésitation l'opération dans la seule espérance de reculer la mort. »

(1) ROHRER. *Das primære Nierencarcinomo.* Thèse de Zurich, 1874.
(2) ALBARRAN. *Loc. cit.*
(3) WALKER. *Ann. of Surg.* Philadelphie, 1897, XXVI, p. 520.

Cette conclusion est pessimiste, et pour qui aura parcouru nos tableaux, il apparaîtra clairement qu'il faut aujourd'hui opérer les malades porteurs de cancer du rein, non seulement pour reculer leur mort de quelques mois, mais et surtout dans le but de les guérir.

La lutte que nous soutenons contre le cancer du rein est d'ailleurs entreprise aujourd'hui, de tous côtés, contre le cancer des différents organes, et nous nous associons dans cette lutte aux tendances radicales manifestées dans la très remarquable thèse de notre ami U. Guinard (1).

Aux chirurgiens qui désespèrent en principe de la curabilité du cancer, nous opposons pour les convaincre de l'excellence de la cause que nous soutenons, des arguments tirés d'un autre ordre de faits. Nous faisons ici allusion à ces malades qui récidiveront peut-être un jour ou l'autre, dans un temps plus ou moins éloigné, peut-être même très prochain, mais qui, en attendant cette récidive, ont tiré de l'intervention un bénéfice tel qu'il semble cruel de refuser cette intervention aux autres.

Les cas d'Israel, de Morestin, entre autres, en fournissent une preuve éclatante. Dans le cas d'Israel, il y avait de la fièvre ; nausées, vomissements, dépérissement ; tous ces phénomènes disparurent après l'opération. Dans le cas de Morestin, que nous avons suivi, le malade cachectique, porteur d'une énorme tumeur, était deux mois après l'opération dans un état de santé remarquablement florissant. Il avait engraissé et son poids avait augmenté de 24 livres.

(1) U. GUINARD. *Cure chirurgicale du cancer de l'estomac.* Thèse de Paris, 1898.

CHAPITRE IV

Symptomatologie.

Notre intention n'est pas de faire ici une étude complète de la symptomatologie du cancer du rein. Les caractères cliniques, des néoplasmes rénaux en pleine évolution ont été magistralement exposés par notre maître, le professeur Guyon, dans ses cliniques ; nous les trouvons décrits dans les thèses de ses élèves Guillet et Chevalier et dans les traités classiques. Nous pensons qu'il est superflu d'y revenir, et le seul but que nous nous proposons, c'est d'étudier les différents modes de début du cancer du rein, aussi bien chez l'adulte que chez l'enfant. Quels sont les premiers symptômes par lesquels se manifestent au début le cancer du rein ? Quels sont les caractères particuliers de chacun de ces symptômes ?

Le cancer du rein peut présenter comme premier signe soit une hématurie, soit une tumeur, soit des douleurs, soit un varicocèle, soit des modifications dans la composition des urines.

1° **Hématurie.** — Fréquence. — Sur 125 observations de néphrectomies, dans lesquelles les détails cliniques sont suffisants, nous relevons 83 cas se rapportant à l'adulte et 42 à l'enfant.

Sur les 83 cas d'adulte, l'hématurie s'est montrée 34 fois avant tout autre symptôme, soit dans 41 pour 100 des cas.

Sur les 42 cas d'enfant, l'hématurie s'est montrée deux fois comme premier symptôme, soit dans 5 pour 100 des cas.

Ces premiers chiffres nous montrent que si l'hématurie est un symptôme rare du début des tumeurs malignes chez l'enfant, elle apparaît, au contraire, comme premier symptôme presque dans la moitié des cas chez l'adulte.

L'hématurie semble être véritablement un signe précoce. Nous voyons, en effet, dans nos observations que la néphrectomie a pu être pratiquée plusieurs années après l'apparition de l'hématurie, que dans un cas la néphrectomie fut pratiquée sept ans après son apparition, dans deux cas cinq ans après, enfin dans dix cas de 10 à 18 mois après.

Mais il est évident, et nous pourrions en fournir de nombreux exemples, que l'hématurie est elle-même en rapport avec la localisation du néoplasme qui débute. C'est ainsi que telle tumeur intéressant primitivement le bassinet, les calices, les papilles ou le tissu rénal dans le voisinage se manifestera rapidement par un écoulement sanguin, tandis qu'une tumeur développée, au contraire, dans la périphérie de l'organe, dans le voisinage plus immédiat de la capsule et profondément incluse dans le tissu rénal, provoquera la formation d'une tumeur appréciable à la palpation au lieu de produire une hématurie.

Ces hématuries du début du cancer se présentent avec des caractères particuliers magistralement mis en lumière par notre maître, M. Guyon.

Elles surviennent spontanément, sans cause occasionnelle, sans douleurs, d'une façon inattendue. Le malade, en se levant, pisse du sang, sans avoir jamais présenté d'autres symptômes rénaux. L'hématurie est abondante ; tantôt elle se répète et revient sous forme d'attaque à intervalle plus ou moins long, de quelques jours, de quelques semaines et même de plusieurs années, laissant au malade un répit complet entre ses différentes apparitions ; tantôt l'hématurie est persistante, elle dure quelques jours ou même quelquefois se prolongeant pendant plusieurs semaines, anémiant le malade par sa durée ininterrompue ; tantôt, au contraire, elle est à la fois abondante et persistante au point que la vie du sujet est menacée et impose une intervention urgente. (Cas de Pierre Delbet. — Obs. 83.)

Les caractères de l'hématurie sont quelquefois modifiés, tel le cas de Mixter (Obs. 137), où le pissement du sang survint deux mois après un traumatisme grave du côté gauche où fut plus tard reconnue la présence du néoplasme ; tel encore le cas de Gi.. dano (Obs. 116), où l'hématurie fut précédée pendant quatre ans de symptômes de lithiase rénale.

2° **Tumeur.** — FRÉQUENCE. — Sur 125 observations de néphrectomie dans lesquelles les détails cliniques sont suffisants, nous relevons 83 cas se rapportant à l'adulte et 42 à l'enfant. Sur ces 83 cas d'adultes, la tumeur s'est montrée 19 fois avant tout autre symptôme, soit dans 23 pour 100 des cas ; sur les 42 cas d'enfants, la tumeur s'est montrée 34 fois comme premier symptôme, soit dans 81 pour 100 des cas.

La comparaison de ces chiffres nous montre qu'à l'inverse de ce qui se produit pour l'hématurie, tandis que l'apparition de la tumeur comme premier symptôme est peu fréquente chez l'adulte, elle est, au contraire, la règle générale chez l'enfant.

La tumeur se présente d'ailleurs avec des caractères cliniques très différents chez l'enfant et chez l'adulte.

Chez l'enfant, on assiste rarement au début du néoplasme. Quand le sujet est soumis à l'examen du chirurgien, la tumeur a généralement acquis un volume considérable. Ce sont les parents de l'enfant eux-mêmes qui d'ordinaire se sont aperçus du développement anormal du ventre ou de la présence d'une grosseur dans l'abdomen.

Cette tumeur varie dans ses dimensions du volume de deux poings à celui d'une tête d'enfant. C'est dire qu'elle est toujours volumineuse ; à ce degré de développement, le rein dégénéré tantôt déborde la fosse lombaire et tantôt est prolabé dans l'abdomen. Malgré ce déplacement et cet accroissement de volume du rein, on n'observe aucun trouble fonctionnel, sinon dans quelques cas une constipation plus opiniâtre. Et il est curieux, de noter ici que les désordres qu'on observe pendant l'opération, tels que l'aplatissement excessif du côlon ascendant et descendant, ne retentissent pas davantage sur le fonctionnement du tube digestif.

Chez l'adulte, au contraire, la tumeur doit être cherchée. On ne la palpe pas, ainsi que chez l'enfant, à pleines mains.

Le malade, qui en ignore l'existence dans la majorité des cas, se plaint uniquement d'une certaine pesanteur dans la région lombaire. Aussi le palper doit-il être pratiqué avec la plus grande minutie pour faire apprécier le néoplasme, qui ne dépasse pas dans certains cas le volume d'une noix et même d'une noisette. (Obs. 86 d'Israel.)

Il va sans dire que c'est à la suite d'une longue expérience du palper que l'on arrive à apprécier des tumeurs d'un si faible volume. Ce palper, couramment et méthodiquement pratiqué dans les services spéciaux, est trop négligé en général. De ce fait, on laisse évoluer la tumeur jusqu'au jour où elle devient évidente ; il est alors trop tard pour intervenir, ou s'il est temps encore on a substitué à une opéraration bénigne et efficace une intervention grave dont le malade ne tirera qu'un bénéfice aléatoire.

Nous ne nous étendrons pas longuement dans la description des différents modes de pratiquer le palper. Nous rappelons simplement qu'il y a trois manières de le faire : Palper-Guyon, palper-Israel et palper-Glénard, et que c'est le palper de Guyon qui est préférable, car lui, mieux que tout autre, peut donner le ballottement rénal ou le signe de Guyon. Mais le ballottement rénal est-il pathognomonique d'une tumeur rénale ?

Non, certes. A droite, lorsque le foie hypertrophié est largement abaissé, ou sans être abaissé, lorsqu'une lame hépatique hypertrophiée recouvre le rein, on peut encore obtenir le ballottement rénal.

Dans ces cas difficiles, nous avons vu employer dans le service de M. Guyon un procédé précieux. Nous voulons parler de la *phonendoscopie*, et nous avons vu M. Bianchi délimiter et séparer le foie du rein avec une grande précision.

Enfin, quand la palpation n'est pas possible à cause d'une paroi abdominale trop épaisse ou trop peu complaisante, la *radiographie* peut rendre de grands services. Dans l'observation si intéressante de Hartmann (obs. 157), le diagnostic de tumeur du rein a pu être posé uniquement par la radioscopie. C'est le seul cas de tumeur maligne diagnostiquée par ce moyen. Il y a là certainement un procédé qui rendra, nous l'espérons, de grands services à la chirurgie rénale et à la chirurgie des tumeurs malignes en particulier.

L'évolution de la tumeur rénale de l'adulte a été fort bien étudiée par Guillet (1) qui la divise en 3 périodes et nous ne pouvons mieux faire que de citer cet auteur : « Dans *une première période*, la tumeur étant peu développée, elle passe inaperçue si l'on ne prend pas le soin de faire la recherche du ballottement rénal. Ce signe permet souvent de porter le diagnostic de tumeur du rein avant l'apparition de tout autre symptôme (Guyon) à cette période. Les autres signes physiques font généralement défaut. Dans une *deuxième période*, la tumeur ayant acquis un volume moyen, fait un relief appréciable au niveau de l'une des régions antéro-latérales de l'abdomen ; elle est

____

(1) Guillet. *Loc. cit.*, p. 55.

reconnaissable à une palpation profonde ; mais le ballottement rénal complète les résultats donnés par la palpation en faisant apprécier d'une façon plus nette son volume et sa forme. Il existe souvent au-devant d'elle une zone sonore et l'on peut parfois sentir à sa surface une anse intestinale aplatie, qui roule sous le doigt. *Dans une troisième période*, enfin, lorsque la tumeur occupe une grande partie de l'abdomen, elle perd quelques-uns de ces caractères ; le ballottement rénal n'est plus perceptible. La palpation et la percussion ne permettent plus guère d'en connaître le siège.

3° **Douleur**. — FRÉQUENCE. — Sur nos 83 cas se rapportant à l'adulte et 42 à l'enfant :

Nous trouvons chez l'adulte, la douleur, 1er symptôme, dans 27 cas, soit 35 p. 100 des cas, et chez l'enfant, 6 fois, soit 14 p. 100.

Peu vive au début, quand elle commence à préoccuper le malade elle a les caractères suivants : Elle siège dans la région lombaire, et de là, elle se propage vers les régions voisines, vers le thorax, revêtant la forme de névralgie intercostale, vers les cuisses et vers l'abdomen. Elles sont spontanées, elles ne sont influencées ni par le mouvement, ni par le repos ; elles apparaissent aussi bien le jour que la nuit, et par ces caractères elles se rapprochent de l'hématurie, ainsi que le fait remarquer Guillet dans sa thèse.

Les douleurs ne sont généralement pas vives, elles sont intermittentes, cependant elles peuvent être, dans certains cas exceptionnels (Brault) (1), terribles et continues au point qu'on peut distinguer une forme douloureuse du cancer du rein. Dans le cas de Brault, les douleurs provoquèrent la mort par épuisement.

Les renseignements sont insuffisants pour que nous puissions nous prononcer sur le rapport qui existe entre l'apparition de la douleur et le degré de développement de la tumeur rénale. Pour le cancer des autres organes, les auteurs s'accordent à reconnaître que la douleur n'apparaît que lorsque, soit par extension, soit par ses métastases ganglionnaires, le néoplasme comprime ou envahit des filets nerveux. Il est très vraisemblable, que les douleurs violentes observées dans le cancer du rein, reconnaissent cette origine, mais ce mode pathogénique n'est certainement pas le seul ; les malades souffrent, en effet,

____

(1) BRAULT. *Semaine médicale*, 1891, p. 249.

quelquefois de la distention d'un kyste hématique du rein comprimé dans sa capsule, tantôt de l'occlusion de l'uretère par un débris de tumeur ou par un caillot avec distension consécutive du bassinet et même de la substance rénale. Les observations d'Albarran, Tuffier (obs. 5 et 59), en sont des exemples. Tantôt enfin, les douleurs revêtent le caractère de coliques néphritiques et sont l'indice de l'émigration d'un corps étranger dans le conduit urétéral. Cependant, comme c'est, en somme, le plus souvent à l'accroissement ou aux métastases ganglionnaires de la tumeur que sont dues les douleurs, il en résulte que ce symptôme doit être considéré comme un signe tardif.

De plus, ces caractères n'ont rien d'absolument particulier et nous pouvons dire avec M. Lancereaux (1) que la douleur dans le cancer du rein n'est ni constante ni caractéristique.

4° **Varicocèle.** — Le varicocèle symptomatique des tumeurs rénales malignes a été signalé pour la première fois par notre maître M. Guyon (2). « La constatation d'un varicocèle de date relativement récente doit toujours nous engager à examiner la région rénale, même s'il est à gauche ; c'est ce que j'ai fait chez un jeune musicien qui m'avait été adressé par un très distingué confrère pour un varicocèle douloureux qu'il devait opérer. L'examen du flanc gauche me fit découvrir une tumeur rénale. »

Le varicocèle manque rarement selon M. Guyon, mais malheureusement, il n'est pas assez recherché, les malades étant dans la plupart des cas examinés couchés et nous ne l'avons trouvé noté que dans quelques cas seulement de nos observations.

Les caractères propres de ce varicocèle sont : d'abord son siège. Il peut, en effet, se trouver non seulement à gauche, comme c'est le cas du varicocèle ordinaire, mais même à droite. Ensuite son apparition qui est relativement brusque ; de plus, il se rencontre chez des gens qui ont passé l'âge du varicocèle ordinaire, et enfin sa marche qui est progressivement rapide (Guyon).

Le varicocèle peut être précoce, c'est-à-dire quand la tumeur rénale est très peu développée, ou tardif. Depuis que M. Guyon l'a signalé,

(1) Lancereaux, *Dict. Enc.*, art. Rein, p. 255.
(2) F. Guyon, *Leçons cliniques sur les maladies des voies urinaires*, 1881, p. 317.

le varicocèle n'a pas fait l'objet d'aucune étude jusqu'en 1895 quand M. Legueu (1) l'étudia à nouveau non pas au point de vue symptomatique mais pathogénique et thérapeutique.

A quoi est dû le varicocèle symptomatique d'une tumeur maligne du rein ? Est-ce à la compression des veines spermatiques par la tumeur rénale elle-même (Guillet) ou par des ganglions dégénérés. Cette question est d'importance capitale. Pour M. Legueu, il est « le résultat d'une compression exercée par les ganglions dégénérés sur les veines spermatiques à leur embouchure dans la veine rénale à gauche et dans la veine cave à droite ». Il résulte donc que chaque fois qu'il y a varicocèle, il y a des ganglions, par conséquent il y a contre indication à la néphrectomie.

Si nous consultons nos observations et d'autres encore que nous ne donnons pas à la fin de ce travail, où la néphrectomie n'a pas été pratiquée, nous pouvons constater deux ordres de faits :

1° *Cas où l'absence du varicocèle est marquée, malgré l'envahissement du hile par des ganglions.*

2° *Existence du varicocèle sans ganglions.*

1° *Dans le 1er ordre de faits :*

a) BÉRARD (2). Enfant de 6 ans. Ventre énorme, surtout à gauche. Pas de varicocèle.

A l'autopsie, on ne peut distinguer l'uretère au sein des masses néoplasiques qui infiltrent les organes du hile.

b) LANTZENBERG (3). Garçon de 2 ans. Tumeur du côté droit. Pas de varicocèle.

A l'autopsie : dans le hile, des ganglions dégénérés, au milieu desquels se trouve la veine rénale dont la lumière est obstruée par un caillot.

c) ALBARRAN (4). Petite tumeur du rein. Masse ganglionnaire énorme. Pas de varicocèle.

d) PIERRE DELBET (5). Homme 65 ans. Tumeur rénale gauche. Masse ganglionnaire énorme. Pas de varicocèle. (Obs. 88.)

2° *Dans le 2e ordre de faits.*

a) BOINNET (6). Homme, 66 ans. Tumeur dans le flanc gauche. Varicocèle gauche assez marqué.

(1) LEGUEU. Le varicocèle symptomatique des tumeurs malignes du Rein. *Presse médicale,* août 1895, p. 821.

(2) BÉRARD. *Lyon médical,* nov. 184, p. 800.

(3) LANTZENBERG. *Bull. Soc. anat.,* 1895, p. 592.

(4) ALBARRAN. Comm. orale.

(5) PIERRE DELBET. (Obs. 88.)

(6) BOINNET. *Ann. de méd. et pharm. de Marseille,* 1898.

Tumeur du rein gauche avec vaste hydronéphrose remplissant presque toute la cavité abdominale. La tumeur englobe l'aorte, les vaisseaux iliaques, les vaisseaux rénaux et spermatiques. L'uretère est complètement entouré par le néoplasme.

b) Le Dentu (1). Homme 41 ans. Tumeur volumineuse dans le flanc gauche, qui se perd dans l'hypochondre et descend jusqu'à la crête iliaque. En dedans elle atteint presque la ligne médiane.

Varicocèle gauche assez développé et douloureux.

L'existence des ganglions n'est pas notée.

c) Israel (2). Homme, 51 ans. Grosse tumeur gauche s'étendant jusqu'à une ligne unissant les 2 épines iliaques antérieure et supérieure. Varicocèle gauche. On ne fait pas mention de l'existence des ganglions.

Le cas de Morestin (Obs. 156) est de tous le plus probant. On voit, en effet, dans cette observation qu'on avait affaire à une grosse tumeur du côté droit. Il y avait varicocèle. Pendant l'opération, on cherche les ganglions, on ne les trouve pas ; on trouve cependant une masse indurée qu'on extirpe. C'était la capsule surrénale. Un mois et demi après l'opération, M. Morestin nous a montré ce malade guéri, et nous avons pu constater avec lui que le varicocèle avait disparu, il était donc dû non pas à la compression exercée par les ganglions, mais par la tumeur.

Il nous semble que M. Legueu est trop absolu dans ses conclusions. Nous dirons donc qu'il n'est pas possible actuellement d'affirmer que le varicocèle symptomatique des tumeurs rénales est dû uniquement à la compression des veines spermatiques par la tumeur ou par les ganglions dégénérés. Les documents sont insuffisants.

Il faudrait noter avec attention l'existence du varicocèle et l'existence ou l'absence des ganglions avant et après l'opération.

Nous pouvons néanmoins dire que, s'il y a des cas où le varicocèle est dû à la compression ganglionnaire, comme soutient M. Legueu, il y en a d'autres que nous croyons nombreux dans lesquels le varicocèle est dû à la compression des veines spermatiques par la tumeur elle-même.

Il ne peut donc pas constituer une contre-indication à l'opération.

5° **Examen des urines.** — Dans le cancer du rein confirmé, les modifications des urines sont des plus variables. Elles tiennent

(1) Le Dentu. (Obs. 86.)
(2) Israel. *Chirurgie du rein*, 1894. Cas II. (Obs. 89.)

surtout aux complications qui se surajoutent aux néoplasmes. La quantité des urines n'est pas modifiée en général.

Selon qu'il y a hémorrhagie ou non, leur couleur est normale ou hématique. Selon qu'il y a ou non de la pyélonéphrite concomitante, elles sont limpides ou contiennent du pus. On peut y retrouver par l'examen microscopique des globules sanguins, des globules de pus ou des débris cancéreux.

Comme pour les autres cancers, le taux de l'urée est généralement abaissé, mais là non plus cette règle est loin d'être absolue. L'observation (95) d'Israel en est une preuve. La malade avait un carcinome du rein droit, était très cachectique et elle avait 33,7 grammes d'urée par jour. Les autres éléments, comme on peut le voir plus loin, les chlorures, l'acide phosphorique sont diminués.

La présence d'albumine n'est pas constante, elle est liée soit à la présence du sang, du pus ou à un certain degré de congestion du rein malade, soit à une altération concomitante de l'épithélium de l'autre rein.

Parmi ces modifications, quelques-unes sont apparues avant tout autre signe de néoplasme rénal et, dans quelques cas, ont suffi à déceler le cancer.

Au début du cancer, la quantité des urines est tantôt augmentée, tantôt diminuée (Guillet). Nous ne reviendrons pas ici sur l'hématurie, qui altère la couleur normale de l'urine. Mais nous devons cependant rappeler que dès cette période l'examen microscopique peut montrer dans l'urine des globules sanguins. C'est l'hématurie microscopique.

Dès cette période également on a pu, grâce à l'examen microscopique, déceler dans l'urine des débris de sarcomes (Lauer, Anderson, Whitehead), mais ces faits sont rares.

Ce signe est certainement de tous, le meilleur ; mais il n'est pas fréquent. On conçoit néanmoins l'importance capitale de sa recherche.

L'abaissement considérable du taux de l'urée a pu dans certains cas suffire à attirer l'attention du côté du cancer du rein. Telle est l'observation de Rovsing (1) (cas VI) qui diagnostique un cancer du rein, se fondant sur cet abaissement, 13 gr. pour 24 heures, et trouve un cancer du rein bilatéral. Le malade mourut avant d'être opéré.

État général. — Si la cachexie est ordinairement le fait des can-

(1) Rovsing. *Loc. cit.*

cers avancés, évoluant depuis longtemps, il n'en reste pas moins certain que, dans quelques cas rares, elle est le premier signe du cancer du rein. Ces cas sont, à bon droit, appelés cancers latents. Tel est le cas de Curtis (1) où il y a eu des métastases osseuses avant tout autre symptôme du côté du rein. Tels encore les cas de Hawthorne (2), de Villaret (3), de Stroup (4).

En résumé, nous trouvons : pour la fréquence du début du cancer par chacun des signes suivants :

Adultes. { Hématurie	41 p. 100
Tumeur......................	23 —
Douleur......................	35 —
	99 p. 100

Enfants. { Hématurie.....................	5 p. 100
Tumeur......................	81 —
Douleur......................	14 —
	100 p. 100

Pour la précocité relative de chacun des signes par rapport au développement du cancer, nous sommes autorisé par ce qui précède à classer les symptômes que nous venons d'étudier dans l'ordre chronologique suivant :

Hématurie,
Tumeur,
Douleur,
Cachexie.

Formes cliniques du début.

Jusqu'à présent, nous nous sommes uniquement occupé de chacun des symptômes pris isolément ; mais il est bien évident que quel que soit le symptôme par lequel se soit tout d'abord manifesté le cancer du rein, ces symptômes ne restent pas longtemps à l'état isolé et les autres signes classiques du cancer ne tardent pas à se surajouter au

(1) Curtis. *Bull. Méd. du Nord*, 1903, XXXVII, p. 137.
(2) Hawthorne. *Glasgow M. J.*, 1894, XL, p. 148.
(3) Villaret. *Thèse Greifswald*, 1891.
4) Stroup. *Revue Méd. de l'Est*, Nancy, 1905, XXVII, p. 132.

symptôme apparu le premier pour constituer par leurs associations différents syndromes cliniques.

Nous ne voulons pas recommencer ici l'étude des formes établies par Reyer, Lécorché et longuement étudiées dans Guillet et tous les traités classiques ; ce qui nous importe, ce n'est pas la symptomatologie d'un cancer confirmé, mais uniquement ce qui peut nous mettre sur la trace d'un cancer au début. C'est pourquoi nous nous tiendrons à l'étude déjà faite.

Cependant nous croyons utile d'insister sur une forme nouvelle signalée par Israel et que l'on pourrait dénommer : la forme toxique du sarcome du rein (obs. 97).

CHAPITRE V

Diagnostic.

Nous nous plaçons dans l'hypothèse suivante :

Un malade vient nous consulter, présentant un seul symptôme net, soit hématurie, soit tumeur, soit modification de l'état des urines. Nous avons à nous demander si la nature de l'affection rénale qu'il présente est cancéreuse ou non; les signes en eux-mêmes sont incapables, isolés, de nous faire préjuger de la nature de cette affection. Ils nous disent simplement qu'il y a affection rénale, et c'est en récoltant une série de questions successives que nous pouvons espérer de répondre à la question posée : Avons-nous affaire à un cancer du rein ? Cette préoccupation doit être prédominante en chirurgie rénale. Il faut à tout instant avoir présent à l'esprit ce principe fondamental que l'ablation chirurgicale du cancer du rein est d'autant plus bénigne et plus efficace qu'elle s'adresse à des cancers plus près de leur début. Ce doit être là l'idée directrice de toutes nos investigations.

1° Et tout d'abord, sachant par un des symptômes précédents qu'il y a une lésion rénale, **quel est le rein malade ?**

Si le symptôme observé est une tumeur, nous savons sans plus amples recherches de quel côté siège la lésion. S'il s'agit de douleur, sa localisation nette dans l'une des fosses lombaires crée de fortes présomptions en faveur de la localisation de la lésion dans la région correspondante. Mais nous savons quel signe trompeur est, en général, la douleur. Nous ne pouvons considérer ce symptôme que comme un prétexte à explorations plus minutieuses.

Cette exploration sera faite à l'aide du palper avec ses différents modes, et si une palpation méthodiquement pratiquée ne donne aucun indice sur le siège de la lésion présumée, nous serons forcé d'attendre qu'un signe nouveau vienne éclairer ce point.

Le symptôme observé est une hématurie. Là encore, la palpation bien faite peut faire sentir de l'un ou de l'autre côté des modifications appréciables du rein.

Mais, ainsi que nous l'avons vu, certaines hématuries sont remarquablement précoces, précédant de beaucoup toute altération sensible du volume ou de la forme du rein malade, et le seul mode d'exploration dont on puisse espérer des éclaircissements au sujet de la localisation du mal, c'est l'examen direct de l'uretère. C'est donc à la cystoscopie et au cathétérisme des uretères que nous avons recours dans des cas semblables.

La cystoscopie est aujourd'hui de pratique courante et journellement employée dans les services spéciaux des voies urinaires. Il serait fastidieux de notre part d'entrer dans de longues considérations sur les cystoscopes usités et la manière de s'en servir. Ceci est connu de tout le monde. Depuis que Désormeaux, en 1853, fit construire le premier cystoscope à la lumière externe, les cystoscopes ont été perfectionnés, et à la lumière externe on substitua la lumière interne.

Nous nous bornons de dire que les cystoscopes les plus employés sont ceux de Nitze et d'Albarran. Une condition essentielle pour que la cystoscopie puisse être fructueusement employée, c'est de pouvoir irriguer la vessie ; ainsi donnons-nous la préférence aux cystoscopes à irrigation.

La cystoscopie peut être pratiquée dans deux circonstances différentes : 1° dans une hématurie ; 2° dans l'intervalle de deux hématuries. Si on la pratique dans le premier cas, après avoir largement irrigué la vessie, on s'assure tout d'abord que la vessie n'est pas la cause du saignement, en regardant attentivement toutes ces parois, puis on regarde les orifices urétéraux l'un après l'autre. Ainsi on arrive à préciser de quel orifice le sang s'écoule dans la vessie (obs. 5 d'Albarran).

Il faut autant que possible profiter de l'existence de l'hématurie pour faire la cystoscopie, car, comme nous l'avons vu, l'hématurie néoplasique présente ce caractère, entre autres, qu'une fois finie, il peut se passer des semaines. des mois, des années même, avant qu'une autre se reproduise.

Mais quand l'hématurie a cessé, alors, c'est plus difficile de la localiser dans tel ou tel rein par la simple cystoscopie. Cependant, quelquefois, on peut voir un orifice urétéral plus large que l'autre, plus dilaté et même qu'un petit caillot sanguin y adhère. Telles sont les observations de Nitze (obs. 164), de Bräninger (obs. 157) ; nous-même, chez une femme qui avait des hématuries très abondantes et qui avaient cessé depuis 2 jours, nous avons pu constater que l'orifice urétéral était large et un caillot adhérait. Chez cette malade, M. Albarran a pu sentir et nous faire sentir sur le rein droit une petite tumeur grosse comme une prune.

L'examen histologique après néphrectomie a démontré une tuberculose rénale.

PROCÉDÉ DE DOYEN. — Nous ne faisons que mentionner le procédé proposé par M. Doyen (1). Nous l'aurions passé sous silence si nous ne voyions son auteur insister dix ans après l'avoir préconisé, alors que personne n'a songé à l'employer. Il consiste à introduire une sonde dans la vessie, à la laver soigneusement et lorsque le liquide sort tout à fait clair, de presser successivement sur l'un et l'autre rein. Quand on presse sur le rein malade, suivant M. Doyen, le sang sort par la sonde, et ainsi on peut savoir quel est le rein malade.

Tous ceux qui ont l'habitude de la cystoscopie savent combien d'attention il faut prêter en regardant directement l'orifice urétéral pour apprécier son éjaculation, pour juger de l'inefficacité de ce procédé.

2° Quel est l'état de l'autre rein ?

Une fois que, par la cystoscopie ou par la palpation, on a pu localiser l'affection à un rein, il faut, de toute nécessité, se renseigner sur l'existence, l'état et la valeur fonctionnelle du rein du côté opposé.

Dans ce but, on a préconisé, dans ces dernières années, deux moyens d'inégale valeur : l'épreuve du bleu de méthylène et le cathétérisme des uretères.

Le bleu expérimenté par MM. Achard et Castaigne, dans les néphrites, a été employé par M. Bazy (2) dans les affections du rein dites chirurgicales. On sait en quoi consiste ce procédé. Un centimètre cube de solution de bleu de méthylène à 5 p. 100, bien stérilisé,

(1) DOYEN. *Congrès français de chirurgie*, 1898, 17 octobre.
(2) BAZY. *Revue de Gynécologie*, mars-avril 1898, p. 273.

est injecté sous la peau du malade ; chez l'individu dont les reins sont normaux, l'élimination commence à se faire en général au bout d'une heure et demie.

S'il existe une lésion rénale uni ou bilatérale, le commencement de l'élimination est retardée, elle ne se produit qu'une heure et demie, deux heures après l'injection, et l'élimination dure bien plus long-temps.

Quelquefois le bleu s'élimine sous la forme d'un composé incolore qu'on a appelé le *chromogène*.

Ce composé peut être décelé dans l'urine en la faisant bouillir après y avoir ajouté une goutte d'acide acétique. Par ce moyen, on obtient la teinte bleue caractéristique.

Ce procédé de diagnostique employé par M. Bazy dans six cas de pyélonéphrite n'avait pas encore été essayé, croyons-nous, jusque-là dans les tumeurs malignes du rein.

Ayant eu récemment l'occasion de faire avec notre collègue, M. Léon Bernard, que nous remercions du concours qu'il nous a prêté dans cette occasion, et d'après les conseils de notre maître, M. Albarran, l'épreuve du bleu de méthylène chez deux malades atteints de néoplasme rénal et chez lesquels nous avons pratiqué le cathétérisme des uretères, nous croyons intéressant de résumer ici les résultats que nous avons obtenus, sans en tirer des conclusions qui nous paraîtraient prématurées, étant donné que la question est encore à l'étude.

Chez le premier malade atteint de néoplasme rénal gauche, et couché au n° 7 de la salle Velpeau, qui doit être opéré prochaine-ment, je fis le cathétérisme de l'uretère droit le 23 janvier 1899, et aussitôt après M. Léon Bernard lui injecta sous la peau de la fesse gauche 1 c. c. d'une solution de bleu à 1 p. 20.

Nous avons obtenu des résultats semblables pour les deux reins :

Début d'élimination, 1 heure après l'injection.
Durée   —   48 heures.
Marche   —   continue.
Forme   —   tant que la sonde urétérale a été en place (24 heures), l'élimination s'est faite uniquement sous forme de chro-mogène ; après l'enlèvement de la sonde, il s'est éliminé une très

petite quantité de bleu pendant 12 heures ; puis l'élimination a repris sous forme de chromogène.

Par conséquent, le chromogène s'est éliminé aussi bien du côté non cathétérisé (rein malade) que du côté cathétérisé (rein sain) ; pendant le temps du cathétérisme, les urines ont été de l'un et de l'autre côté tantôt claires, tantôt sanglantes, tantôt acides, tantôt alcalines, sans qu'il ait été possible d'établir aucun rapport entre les divers facteurs, non plus qu'avec la présence du chromogène qui a été constante.

Bien plus intéressants ont été les résultats fournis par l'examen chimique des deux urines : l'urine provenant de la sonde urétérale représentant le rein sain, et l'urine fournie par la sonde vésicale représentant le rein malade.

<table>
<tr><td colspan="2">REIN DROIT (cathétérisé, sain).</td><td colspan="2">REIN GAUCHE (malade).</td></tr>
<tr><td>Quantité — 24 h.:</td><td>1110 cm.c.</td><td>Quantité........</td><td>650 cm.c.</td></tr>
<tr><td>Aspect,.........</td><td>trouble.</td><td>Aspect.........</td><td>trouble.</td></tr>
<tr><td>Couleur........</td><td>rouge jaunâtre.</td><td>Couleur.........</td><td>rouge jaunâtre.</td></tr>
<tr><td>Odeur..........</td><td>forte.</td><td>Odeur..........</td><td>forte.</td></tr>
<tr><td>Réaction.......</td><td>alcaline.</td><td>Réaction........</td><td>alcaline.</td></tr>
<tr><td>Densité........</td><td>1014.</td><td>Densité.........</td><td>1010.</td></tr>
<tr><td>Urée..........</td><td>10 gr. 80 par litre.</td><td>Urée..........</td><td>8 gr. 80 par litre.</td></tr>
<tr><td>Chlorures.......</td><td>9 » 40 —</td><td>Chlorures.......</td><td>6 » 20 —</td></tr>
<tr><td>Ac. phosph......</td><td>1 » 55 —</td><td>Ac. phosph......</td><td>0 » 80 —</td></tr>
<tr><td>Albumine.......</td><td>0 » 50 —</td><td>Albumine.......</td><td>4 » —</td></tr>
</table>

Le second malade, couché au nº 26 de la salle Velpeau, présente également une grosse tumeur rénale gauche.

Je lui ai cathétérisé l'uretère gauche, par conséquent celui du côté malade, le 27 janvier 1899 et M. Léon Bernard lui fit immédiatement après l'injection de bleu.

<table>
<tr><td colspan="2">REIN DROIT (sain).</td><td colspan="2">REIN GAUCHE (malade, cathétérisé).</td></tr>
<tr><td>Début....</td><td>1 h. 1/2 après l'injection.</td><td>Début........</td><td>2 h. après l'injection.</td></tr>
<tr><td>Durée....</td><td>3 jours.</td><td>Durée.......</td><td>3 jours.</td></tr>
<tr><td>Marche..</td><td>4 h. après l'injection, marche continue.</td><td>Marche......</td><td>4 h. après l'injection, marche continue.</td></tr>
<tr><td>Intensité..</td><td>moyenne.</td><td>Intensité.....</td><td>faible.</td></tr>
</table>

Forme : Urine sous forme exclusivement de bleu ; pas de chromogène.

Et dans ce cas, l'analyse chimique nous a donné les résultats suivants :

	REIN DROIT (sain).		REIN GAUCHE (malade).
Quantité	1300 cm.c.	Quantité	470 cm.c.
Réaction	alcaline.	Réaction	alcaline.
Densité	1008.		
Urée	9 gr. par litre.	Urée	5 gr. par litre.
Chlorures	5 » 80 —	Chlorures	3 » 7 —
Ac. phosphor	0 » 70 —	Ac. phosphor	0 » 40 —
Albumine	0 » 80 —	Albumine	0 » 70 —

Nous ne doutons pas que l'épreuve du bleu de méthylène rend aux
médecins de grands services en les renseignant sur le pouvoir éliminateur de la glande rénale; mais nous doutons fort qu'un chirurgien,
pour qui il est capital de connaître d'une façon absolument certaine
la valeur fonctionnelle de chacun des deux reins, puisse jamais
affirmer, à la suite de son emploi, que le rein qu'il enlève n'est pas le
seul bon ou que celui qui reste est suffisant.

Pour nous, il n'y a actuellement qu'un seul moyen scientifique de
reconnaître l'existence et d'étudier la valeur fonctionnelle d'un rein :
c'est le cathétérisme des uretères, comme le montre l'examen chimique
des urines recueillies séparément des deux reins et tel que nous
l'avons donné précédemment.

Cathétérisme cystoscopique des uretères. — Nous n'avons pas
l'intention de faire ici un aperçu historique du cathétérisme des uretères. Il se trouve longuement développé dans l'excellent travail
de notre ami L. Imbert.

Nous disons simplement, que c'est grâce à la cystoscopie que le
cathétérisme urétéral a été, pratiquement et facilement, rendu possible. Pawlick, Kelly cathétérisent les uretères sans cystoscope; mais
dans ces conditions il ne peut être pratiqué que par ceux qui ont une
très grande habitude ; il n'est pas toujours possible et, de plus, il ne
peut être employé que chez la femme.

Brenner, le premier, ajouta à son cystoscope un tube à travers
lequel on pouvait introduire une sonde.

Casper plus tard modifia le modèle de Brenner en mettant la sonde

---

(1) L. IMBERT. *Cathétérisme des uretères.* Thèse de Paris.

sur la concavité. Malgré ces perfectionnements, le cathétérisme urétéral cystoscopique n'était pas facile à faire.

Notre maître, M. Albarran, en 1897, en modifiant le cystoscope urétéral de Casper et en introduisant son ingénieux onglet a rendu ce
cathétérisme urétéral pratique. De plus, M. Albarran a séparé les
deux pièces cystoscopique et urétérale; ainsi, cette dernière pouvant
être stérilisée, les accidents d'infection qu'on pouvait observer autrefois sont rendus impossibles. Le cathétérisme des uretères peut être
employé soit dans un but diagnostique, soit dans celui de connaître
la valeur fonctionnelle de l'autre rein. Et nous trouvons dans la thèse
d'Imbert plusieurs exemples où la localisation de l'affection rénale
n'était pas possible sans le cathétérisme. Tel est le cas suivant :

Obs. III. — Homme, 89 ans, avait eu, un mois auparavant, une hématurie
qui s'est produite sans cause appréciable et d'une durée de quinze jours environ.
M. Guyon constate que le rein droit était gros. Quelques jours après, l'hématurie réapparaît.

Le cathétérisme des uretères donne les renseignements suivants :

Rein droit : 900 centim. cub. d'urine acide ; densité, 1020 ; urée, 12 gr. par
litre ; chlorure, 9 gr. 20 ; phosphates, 2 gr. 10.

Rein gauche : 560 centim. cub. d'urine neutre ; densité, 1011 ; urée, 8 gr. 80
par litre ; chlorure, 4 gr. 80 ; phosphate, 0,86.

Le rein qui paraissait malade a fourni une urine à peu près normale ; par
contre, l'urine du côté gauche, peu abondante, est très pauvre en urée, chlorures
et phosphates.

Mais c'est surtout dans l'appréciation de la valeur fonctionnelle de
l'autre rein que le cathétérisme urétéral a rendu de grands services ;
chaque fois qu'on se décide à pratiquer une néphrectomie on reste
dans le doute sur le pouvoir éliminateur de l'autre rein.

Car si le rein qui reste est malade, l'insuffisance rénale provoquera la mort.

Ainsi avons-nous vu dans le service de M. Guyon avant chaque
néphrectomie, pratiquer le cathétérisme urétéral et les urines obte-
nues par ce moyen soigneusement examinées.

De cette manière on évite les cas malheureux de néphrectomie de
rein unique (obs. 53 de Drissen), ou d'altération trop avancée du rein
qui reste.

Des cas semblables ne sont pas rares dans la littérature médicale.

Ayant localisé l'affection à l'un des reins et ayant reconnu l'existence et la valeur fonctionnelle de l'autre, nous pouvons maintenant chercher à préciser les rapports du rein malade avec les parties voisines. Il est évident que, pour reconnaître les adhérences de l'organe malade, c'est à la palpation qu'il faut s'adresser.

On recherchera tout particulièrement le ballottement rénal. Ce ballottement ne peut être provoqué en cas d'adhérences : chez les sujets dont la paroi abdominale est particulièrement complaisante on pourra, à l'aide du palper bimanuel, reconnaître la présence des ganglions vertébraux tuméfiés et des noyaux secondaires dans les organes du voisinage.

Les différents points de détails que nous venons de passer en revue ayant été précisés à propos de l'apparition de l'un des symptômes, hématurie, tumeur, douleurs, modification des urines, il nous reste à savoir s'il s'agit d'un cancer du rein.

Le cancer du rein présente des symptômes communs, surtout au début de son évolution, avec différentes autres affections rénales et particulièrement avec la tuberculose, les calculs rénaux, la pyonéphrose, l'hydronéphrose et les hématuries essentielles.

Nous considérerons ces différentes affections elles-mêmes à un stade pas suffisamment avancé dans leur évolution pour que le diagnostic s'impose.

Dans la TUBERCULOSE nous trouvons également des hématuries, une tumeur et un certain degré d'amaigrissement.

Dans la tuberculose primitive, celle que nous aurons spécialement en vue ici, l'hématurie est le symptôme dominant. Il est classique de dire que les hématuries de la tuberculose ont pour caractéristique d'être spontanées, petites, fréquentes et répétées à intervalle variable; cependant, depuis quelques années, les observations se sont multipliées où une lésion tuberculeuse du rein a donné naissance d'emblée à une hématurie abondante et persistante (Albarran, Routier (1), etc.). Aussi pensons-nous qu'en face d'une hématurie qui présente ces caractères il est impossible de dire s'il s'agit d'une tuberculose ou d'un cancer et qu'il faut chercher ailleurs les éléments de diagnostic.

S'il y a une tumeur, ce n'est certes pas elle qui nous permettra de distinguer les deux affections. Le cas suivant de M. Albarran est particulièrement probant :

(1) ROUTIER. *Bull. de la Société de chirurgie,* 17 février 1897, p. 140.

Une malade présentait des hématuries dont les caractères étaient ceux des hématuries néoplasiques et une petite tumeur du volume d'une noisette dans le rein droit. L'examen histologique après néphrectomie montra qu'il s'agissait d'une tuberculose du rein et non d'un cancer.

Tel encore le cas de Newman (1) où les symptômes fonctionnels et physiques se rapportaient à la tuberculose et où cependant l'autopsie démontra l'existence d'un cancer.

Ce n'est pas [davantage l'amaigrissement qui nous mettra sur la voie du diagnostic, car dans la tuberculose primitive pas plus que dans le cancer il n'est très marqué au début.

Il faudra donc se rabattre sur l'examen général du malade et sur ses antécédents pour dépister la tuberculose. Cependant on tiendrait compte quand ils existent de la fièvre, de la purulence des urines. On ne négligera pas la recherche du bacille dans les urines, quoique un résultat négatif ne prouve pas en faveur de la non-existence de la tuberculose.

En cas de CALCUL RÉNAL, l'hésitation est moins grande. Nous trouvons également des hématuries, la douleur et une tumeur. Mais les deux premiers signes ont des caractères tout à fait particuliers, qui sont classiques et ne laissent guère place à l'erreur.

L'hématurie apparaît non spontanément, mais à la suite d'une marche forcée, d'une promenade à cheval, du cahot des voitures.

Cette hématurie n'est pas très abondante ; elle est fugitive, peu tenace et disparaît au bout de quelques heures pour réapparaître sous l'influence des mêmes causes occasionnelles.

Les douleurs apparaissent et se calment dans les mêmes conditions que l'hématurie et revêtent très fréquemment la forme de coliques néphrétiques.

Il n'est pas à dire que le cancer ne se manifeste de la même façon : tel le cas de M. Albarran (obs. 5); mais alors il faut des conditions spéciales.

Indépendamment de ces signes déjà si particuliers, le malade présente des antécédents de lithiase urinaire et l'analyse des urines révèle la présence du sable ou de graviers. Il n'y aurait guère place pour l'erreur, si l'on ne connaissait la coexistence ou plutôt la suc-

(1) NEWMAN. Cases of primary cancer of the Kidney. *Glascow M. J.*, 1896, p. 179. Cas II.

cession assez fréquente de la lithiase rénale et du cancer. Newman (1)
rapporte à ce sujet une belle observation que nous ne pouvons pas
passer sous silence.

Homme, âgé de 56 ans, examiné pour la première fois au mois de décembre
1884.

L'histoire de ses troubles, qui remontent à 1874, indique clairement l'existence d'un calcul. Par le cathétérisme urétéral on s'assure que le sang venait du
rein gauche, et que l'urine du côté droit contenait à la fois de l'albumine et des
tubuli. Newman conseille l'abstention. A cette époque, pas de trace de tumeur
rénale. Il revoit le malade deux ans après ; le malade est pâle, amaigri, avec
perte d'appétit. Vomissements fréquents. Quatre mois auparavant le malade avait
eu des hématuries qui n'étaient plus influencées, spontanées et surtout abondantes. Tumeur du rein gauche. Cette constatation changea le diagnostic, et les
symptômes, qui au début étaient caractéristiques d'un calcul rénal, le firent pen-
cher vers une affection maligne. Le malade mourut en 1887 et dans le rein
gauche on trouva six calculs d'oxalate de chaux, et la moitié supérieure du rein
envahie par un carcinome.

L'examen microscopique l'a confirmé.

Newman considère cette observation comme un argument en faveur
de la prédisposition que crée la lithiase rénale au développement du
cancer. Nous avons trouvé cette coïncidence dans plusieurs de nos
observations.

Aussi la difficulté consiste-t-elle beaucoup moins à distinguer le
calcul rénal du cancer, qu'à préciser le moment où le cancer succède à
la lithiase. Dans l'observation de Newman, cette succession fut amenée
par une hématurie caractéristique. Il n'en est pas toujours ainsi, et nous
pouvons voir, dans nos observations, qu'il est plus fréquent que le cancer se développe insidieusement, et qu'il ne soit reconnu qu'à une
époque avancée de son évolution. La situation est d'autant plus grave
que le malade supporte patiemment un mal auquel il est habitué,
sans se douter de l'apparition d'une affection nouvelle et mortelle à
bref délai.

Entre la PYONÉPHROSE et le cancer, les différences cliniques sont
plus frappantes que les ressemblances. Si la pyonéphrose se manifeste par une tumeur et des douleurs, ce n'est qu'exceptionnellement
qu'elle s'accompagne d'hématurie. Cette hématurie est ordinairement peu abondante, non répétée. Cependant, il existe dans Guillet

(1) NEWMAN, *Loc. cit.* (Obs. I.)

une observation (XXIII) où l'hématurie fut tellement intense et persistante qu'on l'attribua à un cancer.

Les pyonéphroses se caractérisent surtout par de la fièvre, par la purulence constante ou intermittente des urines, des lésions d'urétérites ; les antécédents du malade sont spéciaux : on y relève d'habitude soit la blennorrhagie, soit l'infection puerpérale, soit une maladie infectieuse générale.

Mais, là encore, nous pouvons nous trouver en présence de la coexistence d'un cancer et d'une pyonéphrose, et dans ce cas les symptômes de pyonéphrose peuvent cacher l'existence du cancer.

Telles nos observations (64,41).

Cette coexistence est des plus fâcheuses. Le diagnostic de cancer ne se fait que lorsqu'il s'impose par l'accroissement rapide de la tumeur rénale, le dépérissement de l'état général, c'est-à-dire très tardivement.

Les différences sont encore plus marquées entre le cancer et l'HYDRONÉPHROSE. Ainsi, nous n'insisterons pas davantage.

Nous en dirons autant des KYSTES HYDATIQUES DU REIN, dont la rareté est bien connue. En dehors de l'ouverture spontanée du kyste dans l'uretère et de l'élimination d'hydatides par les voies naturelles, il y a si peu d'éléments cliniques de diagnostic que celui-ci n'a été posé que 8 fois sur 21 (Bœckel). On conçoit qu'en face de cette affection on puisse, jusqu'à l'intervention, rester dans le doute sur la nature de la tumeur.

Il nous reste à discuter la question des HÉMATURIES DITES ESSENTIELLES. Elles ont été signalées pour la première fois par Senator. On entend sous ce nom des hématuries sans cause ou plutôt « sine materia », c'est-à-dire, pour parler plus exactement, des hématuries dont la cause nous échappe. Après Senator, les observations d'hématuries essentielles sont devenues si fréquentes qu'une réaction s'accuse aujourd'hui contre la tendance à admettre trop facilement et sans investigations suffisantes la nature essentielle de certaines hématuries. C'est dans ce sens que MM. Debaisieux (1) et Albarran (2) ont écrit deux remarquables articles. Ces auteurs ont dépouillé les observations parues sous l'étiquette d'hématuries essentielles et ont montré

(1) DEBAISIEUX. *Ann. de la Soc. belge de chirurgie*, 15 janvier 1898.
(2) ALBARRAN. *Ann. gén.-urin.*, Paris, mai 1898.

qu'en apportant davantage de soins à rechercher la lésion matérielle, cause première de l'hématurie, on pourrait, dans la majorité des cas, la retrouver.

Notre maître, M. Albarran, assigne aux hématuries dites essentielles les causes suivantes : la néphrite chronique uni ou bilatérale, dont il signale le premier l'influence; le rein mobile, l'hydronéphrose, la grossesse compliquée ou non du rein mobile. Cette dernière cause a été mise en lumière par notre maître, M. Guyon. Il reste un certain nombre d'hématuries dont la cause a échappé jusqu'aujourd'hui et échappera jusqu'au jour où les investigations seront mieux faites. « Il reste donc établi, dit M. Albarran, qu'en dehors des trois grandes causes d'hématuries rénales, calcul, néoplasme, tuberculose, il existe un certain nombre d'autres affections qui peuvent devenir le point de départ d'hémorrhagies abondantes. Suivant les cas, le saignement sera ou non accompagné d'albuminurie ou cylindro dans les urines, de douleurs, de mobilité ou d'augmentation de volume du rein; mais dans les cas les plus variés l'hémorrhagie peut être très abondante et se prolonger pendant des semaines et des mois. »

C'est en se fondant sur les signes ainsi indiqués par M. Albarran que l'on pourra remonter à la cause première de ces néphrorrhagies; mais il faut bien se rappeler que ces causes sont difficiles à démêler : la preuve en est dans ce fait que ces hématuries ont été dites essentielles.

CHAPITRE VI

Néphrotomie exploratrice.

L'étude du diagnostic nous montre, en somme, qu'aucun des signes cliniques ne nous permet d'affirmer l'existence d'une tumeur maligne du rein au début de son évolution.

Et cependant, nous avons dit de quelle nécessité serait ce diagnostic précoce. Nous devons donc examiner maintenant s'il n'y a pas des moyens qui permettent de suppléer à l'insuffisance des signes cliniques. On a proposé la ponction exploratrice : quelle est sa valeur réelle ? A vrai dire, la ponction n'a pas été proposée comme méthode générale de diagnostic dans les affections rénales. Elle ne s'adresse qu'aux cas où il y a tumeur, et dans ces cas-là elle peut donner des indications sur le contenu et la nature de la tumeur (pyonéphrose, hydronéphrose, kyste hydatique et tumeurs solides).

A l'époque où on faisait la distinction entre les différentes variétés de tumeurs rénales (carcinomes ou sarcomes) au point de vue des indications opératoires et du pronostic, on conseillait d'enfoncer un trocart dans le rein pour ramener des débris de néoplasme, débris dont on déterminait ensuite la nature histologique. Quelquefois à ce point de vue il est possible que la ponction ait rendu des services ; mais nous la considérons comme insuffisante, inutile et dangereuse.

En effet, elle est insuffisante car elle ne peut donner de renseignements que sur la partie de la tumeur où s'arrête la pointe du trocart, et, ainsi que le fait remarquer Israel, quand un kyste existe en même temps qu'une tumeur, la ponction peut démontrer l'existence du kyste, mais laisser ignorer celle de la tumeur. Elle est inutile d'abord parce qu'elle est trop tardive et qu'elle n'est indiquée que lorsqu'il y a tumeur et qu'on ne doit pas attendre que la tumeur devienne appréciable pour faire un diagnostic ; elle est inutile encore, car aujourd'hui peu nous importe la variété histologique de la tumeur maligne, toutes étant justiciables de la même intervention d'après nous.

Insuffisante et inutile, elle est dangereuse, car, comme toute ponction exploratrice, elle est aveugle, elle peut perforer les importants organes qui avoisinent le rein ou les vaisseaux anormalement développés.

La ponction éliminée, que nous reste-t-il ? Il nous reste la *néphrotomie exploratrice*.

L'histoire de la néphrotomie a prêté à de nombreuses discussions. Du long exposé qui se trouve dans le *Dictionnaire encyclopédique des sc. médicales*, on peut conclure que la néphrotomie proprement dite, ou l'incision faite sur le tissu du rein supposé dans son intégrité, pour en extraire un calcul, est de date relativement récente.

Conseillée déjà par Cousinot en 1622, par Bordeu en 1754, par Hévin en 1810, les indications de cette opération ne furent nettement posées que par Smith en 1860, et elle fut pratiquée l'année suivante par Durham et par Bryant.

Les deux chirurgiens anglais furent suivis dans cette voie par Guyon et Le Dentu.

S'il faut en croire Giordano (1) dans son livre récent, la néphrotomie serait beaucoup plus ancienne qu'on ne le croit communément.

Bruce Klarke, le premier en 1887, conseilla de fendre le rein malade pour déterminer la nature de la lésion qu'il présentait : cancer, calcul, tuberculose.

Dans un autre ordre d'idées M. Le Dentu avait proposé, avant toute néphrotomie, d'inciser le rein qui devait rester en place, afin de s'assurer de son état anatomique.

Nous ne faisons qu'indiquer la néphrotomie exploratrice dans ce cas, car nous avons à lui substituer aujourd'hui une méthode d'exploration plus bénigne et plus sûre, le cathétérisme des uretères.

Actuellement de nombreux chirurgiens, à la suite de Bruce Klarke, n'hésitent pas à inciser un rein malade pour reconnaître la lésion et poser des indications opératoires. Cette méthode nous semble recommandable entre toutes. C'est à elle que nous nous proposons d'avoir recours en principe et de propos délibéré toutes les

---

(1) GIORDANO. *Chirurgia renale*, Torino, 1898.

fois qu'un des symptômes que nous avons étudiés, révélera une lésion grave de l'un des reins, mais insuffisante pour faire préciser la nature.

Quels sont les signes qui peuvent légitimer une néphrotomie exploratrice?

Nous allons à ce point de vue passer en revue les symptômes cardinaux des tumeurs malignes du rein : douleur, tumeur, hématurie, modification des urines, varicocèle.

Ces symptômes n'ont pas tous la même valeur : les uns (hématurie, tumeur) peuvent suffire même à l'état isolé pour indiquer l'exploration chirurgicale, tandis que les autres symptômes, tels que la douleur, le varicocèle et les modifications de l'urine, doivent être associés au moins à un autre signe pour avoir une valeur indicatrice suffisante.

Nous examinerons d'abord cette dernière catégorie de signes, qui est la moins importante.

La cachexie et l'abaissement du taux de l'urée appartiennent à toutes affections néoplasiques, et pour qu'elle ait une valeur dans le cas qui nous préoccupe, il faut qu'elle soit accompagnée d'un autre signe quelconque, mais qui permet de localiser le néoplasme dans le rein : tels par exemple les douleurs lombaires ou un varicocèle. Il en est de même de ces deux derniers signes : ce n'est qu'associés l'un à l'autre ou à une altération de l'état général qu'ils peuvent déterminer l'intervention du chirurgien. Telle est l'opinion de Wagner (1) qui dit : « On a observé que les douleurs lombaires irradiées combinées avec l'anémie et la cachexie progressive ont précédé pendant longtemps comme seuls symptômes les autres manifestations d'un néoplasme malin, et pour cela je recommande dans des cas semblables, même si des explorations très soigneuses faites sous l'anesthésie n'ont donné aucun résultat et même si les urines seraient normales, je recommande de faire une incision lombaire exploratrice, car une attente amène des dangers plus grands pour le malade qu'une incision lombaire qui est relativement bénigne. »

Rappelons, en ce qui concerne le varicocèle, qu'il n'a toute sa valeur diagnostique que lorsqu'il siège à droite ou qu'il est apparu de date récente chez un homme déjà âgé.

Les deux symptômes qui nous restent à examiner ont une bien plus grande valeur.

(1) P. WAGNER, *Centrabl. f. d. Krankh. d. Harn. sexual-org.*, 1894, V, p. 207.

Toute affection du rein qui entraîne une augmentation appréciable du volume de l'organe relève de l'intervention chirurgicale (tuberculose, calcul, pyonéphrose, hydronéphrose, kyste hydatique, néoplasme), et nous savons que ces affections sont d'autant plus curables que l'intervention est faite de meilleure heure. Il ne peut donc y avoir de ce chef aucune objection à la proposition que nous faisons, de faire l'incision exploratrice du rein toutes les fois qu'il est notablement augmenté de volume ou qu'il présente des altérations appréciables au palper. On pourra ainsi découvrir des tumeurs néoplasiques au début.

Toute hématurie rénale est-elle une indication suffisante à la néphrotomie exploratrice ? Non, certes.

Ce sont les hématuries abondantes, spontanées, rebelles, qui seules posent l'indication de la néphrotomie.

En cela nous sommes d'accord avec Debaisieux (1) qui répond ainsi à cette question : quelle conduite doit tenir le chirurgien lorsqu'i se trouve en présence d'une hématurie rénale rebelle de cause indéterminée ?

La réponse ne saurait être douteuse. C'est à la néphrotomie qu'il convient de s'adresser, quitte à terminer l'opération par une néphrectomie si l'on s'aperçoit qu'à l'ouverture du rein, il existe des altérations profondes et irrémédiables de l'organe.

Mais dans des cas douteux la néphrotomie a pu découvrir l'existence d'un cancer au début. Telles les observations d'Albarran (obs. 5) et de Giordano (obs. 116). Dans le cas d'Albarran, après l'incision lombaire, le rein ne présentait aucune lésion appréciable. Après l'avoir incisé sur son bord convexe, notre maître ne constata qu'une distension légère du bassinet. Il ramena avec le doigt une petite fausse membrane et le microscope démontra un cancer. Dans le cas de Giordano, également, les symptômes faisaient croire à un calcul et le Pr Novaro qui opérait croyait avoir à pratiquer une néphrolithotomie. Le rein était normal, à peine augmenté de volume, mais il sentit une résistance du côté du hile. Il incisa le rein sur son bord convexe et avec le doigt introduit dans le bassinet y sentit une substance presque isolée qui donnait l'impression d'un caillot fibrineux. Il en retira avec des pinces des débris que le microscope dé-

____

(1) DEBAISIEUX. *Loc. cit.*

montra être du cancer. La néphrectomie fut pratiquée dans la même séance.

Il est évident que sans la néphrotomie exploratrice et en attendant d'avoir un diagnostic précis pour pratiquer d'emblée la néphrectomie, la lésion cancéreuse aurait évolué, et le résultat tant opératoire qu'éloigné n'aurait pas été si bon. Dans le cas de Giordano, le malade est bien portant, six ans 1/2 après l'opération.

Pour la turberclose primitive du rein, ou pour le calcul, il va sans dire, la néphrotomie exploratrice est une opération excellente, mais elle est plus discutée en ce qui concerne les hématuries essentielles. On pourrait lui reprocher d'avoir incisé des reins qui ne présentaient ni cancer, ni tuberculose, ni calcul. Ce reproche serait à considérer si la cessation de nombreuses hématuries essentielles n'était bien constatée aujourd'hui. Nous ne citons comme preuve que les cas de Keersmœcker (1), Debaisieux (2) concernant des hématuries dues à de la néphrite chronique. Mais il y a plus, non seulement des hématuries de néphrite chronique ou de cause indéterminée ont cessé par la simple néphrotomie exploratrice, mais il y a des cas de tuberculose rénale avec des hématuries très abondantes qui ont cessé après l'incision du rein. Cela ressort nettement d'une discussion de la Soc. de Chirurgie (séance du 8 juin 1898). A cette occasion, M. Gérard-Marchant (3) s'exprime ainsi : « Je me suis trouvé, comme M. Potherat, en présence de malades, chez lesquels je soupçonnais une lésion rénale. Il y ayait, en effet, un gros rein douloureux, des hématuries. J'ai toujours, dans ces cas, fait la taille rénale; il m'a été facile de constater que j'étais en présence de néphrite chronique. Je bornais là mon intervention et je refermais la plaie du rein. Sous l'influence de la néphrotomie, j'ai vu, en particulier chez un malade dont le rein était atteint de tuberculose, les hémorrhagies cesser, ainsi que les douleurs. »

Mais pour que la néphrotomie soit si souvent conseillée et exécutée, il faut qu'elle soit bénigne. Elle l'est en effet, et nos maîtres MM. Guyon et Albarran, au dernier congrès français de chirurgie (1) ont pu dire

(1) Keersmœcker. *Ann. de la Soc. belge de chirurgie*, 1897, p. 159.
(2) Debaisieux. *Loc. cit.*
(3) Gérard-Marchant. *Bull. et Mém. de la Soc. de Chirurg. de Paris*, 14 juin 1898, p. 686.

dans leur remarquable rapport : « La néphrotomie exploratrice est le meilleur moyen d'exploration du rein que nous ayons à l'heure actuelle. »

C'est une opération absolument bénigne, et pour être bien faite, l'incision rénale doit :

1° Détruire le moins possible de parenchyme rénal ; 2° saigner peu ; 3° ouvrir les calices et le bassinet ; 4° exposer à la vue le maximum de tissu rénal. Toutes ces conditions sont remplies en abordant le rein par une incision lombaire recto-curviligne ou oblique, et en incisant le rein largement sur son bord convexe de manière à arriver jusqu'au bassinet. Toute incision du rein détruit une partie du parenchyme rénal qui est en rapport avec le nombre et l'importance des vaisseaux sectionnés. Cette incision détruit le minimum de vaisseaux.

En outre, la compression du pédicule permet d'inciser le rein à blanc et facilite ainsi l'inspection de la surface de section.

Il faut ouvrir largement la substance rénale sur son bord convexe pour qu'on puisse examiner le *maximum* de surface.

L'exploration terminée, la plaie rénale est réunie.

(1) *Presse médicale,* 10 octobre 1898.

CHAPITRE VII

Néphrectomie.

a) INDICATIONS OPÉRATOIRES. — Les indications de la néphrectomie doivent se tirer, comme pour toute opération, de l'état général et de l'état local.

Localement, trois séries de cas peuvent se présenter: la première comprend tous ceux que nous avons envisagés longuement à propos du diagnostic précoce. Ce sont tous ces cas de tumeurs tout à fait au début justiciables de la néphrotomie exploratrice. Les résultats de cette néphrotomie conduisent le chirurgien à pratiquer une néphrectomie qui se présentera évidemment dans les meilleures conditions, au point de vue des résultats immédiats aussi bien qu'éloignés. Nous n'insisterons pas davantage sur ces cas où la néphrectomie est absolument indiscutable.

La deuxième catégorie nous montre des cas déjà plus avancés où des signes fonctionnels et physiques sont suffisamment nets et où le malade porte déjà une tumeur appréciable. Mais cette tumeur ne présente pas encore un volume trop considérable et, de plus, elle est mobile. Dans ces cas-là encore il ressort de tout ce que nous avons dit dans les chapitres précédents que la tumeur doit être enlevée. Nous avons montré, en effet, la bénignité relative d'une néphrectomie convenablement pratiquée, les chances de longues survies équivalentes à des véritables guérisons qu'elle offre au malade, toutes choses qui doivent engager le chirurgien à pratiquer la néphrectomie lorsqu'il se trouve en présence d'une tumeur plus ou moins volumineuse mais mobile, c'est-à-dire dépourvue d'adhérences avec les organes voisins.

Enfin dans une troisième série nous rangerons les cas où la tumeur est déjà plus ou moins adhérente. Nous pensons que dans ces cas-là les indications de la néphrectomie doivent surtout se tirer de l'état général.

C'est, en effet, dans ces cas avancés qu'on trouve de la généralisation aux autres viscères, en particulier au foie et aux poumons, et de la cachexie. Mais si un examen attentif du malade ne permet pas de constater cette généralisation et si, d'autre part, l'état général peut permettre une intervention, nous croyons qu'il ne faut pas hésiter à pratiquer une incision exploratrice. Cette incision permettra au chirurgien de se rendre compte du nombre, de la nature et de l'étendue des adhérences, en un mot de la possibilité d'extirper la tumeur. Nous avons relevé dans le registre d'opérations de notre maître, M. Guyon, plusieurs exemples de cette incision exploratrice.

Dans ces cas, il est vrai, l'étendue des adhérences ne permit pas la néphrectomie, mais ils nous montrent toutefois, que cette incision exploratrice peut être pratiquée sans danger pour le malade.

Nous croyons donc qu'en somme, aucune contre-indication à la néphrectomie, ou tout du moins à une incision exploratrice, ne peut être tirée de l'état local du malade et nous devons examiner maintenant quelles sont celles qui nous sont fournies par l'état général.

Et d'abord nous envisagerons brièvement la question de l'âge du malade, sur laquelle nous nous sommes déjà longuement étendu.

Pour ce qui est de l'enfant, nous pensons avoir démontré que contrairement à Gross, Fischer, Guillet, Chevalier et d'accord avec notre maître Albarran, la néphrectomie doit être pratiquée chez lui, comme chez l'adulte. Nous avons même dans nos observations trois cas de néphrectomies pratiquées avec succès chez les enfants de six mois (obs. 44, 52 et 61). Dans un de ces cas, celui de Steele, la tumeur pesait sept livres et le petit malade non seulement guérit de l'opération, mais il était encore bien portant 27 mois après. C'est l'âge le plus jeune que nous trouvons dans nos observations.

Si nous passons maintenant au vieillard, trouvons-nous une contre-indication dans l'âge avancé du malade ?

Les cas les plus âgés que nous ayons recueillis sont deux cas de 67 ans, où la néphrectomie fut pratiquée avec succès (obs. 48 et 114).

Nous concluons donc en disant qu'aucune contre-indication ne peut être tirée de l'âge du malade, lorsque, bien entendu, l'état général peut permettre une intervention.

Deux contre-indications, celles-ci absolues, nous sont fournies par l'état général : c'est, d'une part, l'existence de noyaux secondaires dans d'autres organes (poumons, foie) ; et, de l'autre, une cachexie avancée.

b) Manuel opératoire. — Deux voies s'offrent au chirurgien pour pratiquer la néphrectomie : *la voie extrapéritonéale* et *la voie transpéritonéale*. On a voulu préconiser l'une de ces voies à l'exclusion de l'autre. La voie extrapéritonéale ou lombaire, considérée comme la méthode de choix par Guyon, Albarran, Israel, Le Dentu et un grand nombre de chirurgiens. C'est, en effet, celle à laquelle on devra recourir dans la majorité des cas, et, en particulier, dans tous les cas précoces où une néphrotomie exploratrice aura déjà indiqué la voie.

Mais si nous admettons que la voie lombaire soit préférable, nous ne pouvons pas la considérer comme devant être exclusivement employée. Israel prétend que cette incision est suffisante pour enlever toute tumeur rénale quel que soit son volume. Nous ne pouvons nous ranger à cette opinion et nous devons reconnaître qu'il y a des cas où les dimensions de la tumeur ne permettent pas son extirpation par l'étroit espace costo-iliaque et où la voie transpéritonéale doit être alors préférée. Chez les enfants, en particulier, le volume ordinairement considérable de la tumeur et, d'autre part, l'étroitesse de l'espace costo-iliaque, commandent la laparotomie.

Contrairement à Israel, quelques chirurgiens (Thornton) ont voulu recommander de préférence la voie transpéritonéale. Le principal avantage qu'ils reconnaissent à cette voie, c'est de permettre l'exploration directe de l'autre rein. Mais MM. Guyon et Le Dentu ont montré depuis longtemps l'insuffisance de cette exploration et elle apparaît comme tout à fait inutile aujourd'hui avec les progrès réalisés par le cathétérisme des uretères.

Aucune des deux méthodes ne doit être employée à l'exclusion de l'autre. Chacune a ses indications : la voie lombaire convient à la grande majorité des cas, la voie transpéritonéale devant être réservée aux tumeurs d'un volume trop considérable pour pouvoir être extirpées par la première voie.

On ne peut donc pas comparer entre elles deux méthodes, qui sont employées dans des conditions tout à fait différentes.

Nous ne décrirons pas complètement le manuel opératoire de la phrectomie, opération couramment pratiquée aujourd'hui, mais nous désirons simplement insister sur quelques points plus particulièrement intéressants pour notre sujet.

Nous ne citerons pas toutes les incisions qui ont été préconisées. On les trouvera décrites dans l'article de M. Le Dentu (1) et dans la thèse de Chevalier. Disons seulement que l'incision lombaire peut être verticale, oblique, vertico-oblique, transversale. Nos maîtres Guyon et Albarran préfèrent l'incision verticale pratiquée sur le bord externe de la masse sacro-lombaire, incision qu'on prolonge en avant parallèlement à la crête iliaque.

Lorsqu'on est arrivé sur la tumeur, il faut autant que possible éviter la rupture de la capsule, car les cas dans lesquels cette rupture s'est produite (Bazy, Perthes), ont rapidement récidivé. Israel, Albarran préconisent de toujours extirper la couche graisseuse périrénale, car s'il y avait des ganglions, ils se trouveraient enlevés.

Une fois le pédicule dégagé, on applique une pince et on pratique la néphrectomie.

Nous croyons préférable de lier séparément les vaisseaux et l'uretère. On emploie généralement pour cette ligature la soie. Elle a l'inconvénient de ne pas toujours s'enkyster et d'occasionner ainsi d'interminables fistules. C'est pour cette raison qu'Albarran conseille l'emploi du catgut qui nous paraît également préférable. Dans un cas (Jordan) où il fallait agir rapidement à cause de la faiblesse du malade, on employa la ligature élastique. Quelquefois la ligature étant impraticable, on est obligé de laisser une pince à demeure.

Pour ce qui est de la méthode transpéritonéale, l'incision peut être faite sur la ligne médiane ou sur le bord externe du muscle droit. Cette dernière, ou incision de Langenbuch, convient dans la majorité des cas, mais cependant il est indifférent que l'incision soit exactement sur le bord externe du muscle ou plus en dehors ; on peut dire d'une façon générale que l'incision doit être pratiquée là où proémine la tumeur. Le péritoine pariétal incisé, il faut refouler les anses intestinales en dedans et inciser le péritoine qui recouvre le rein en dehors du côlon. On évite ainsi les hémorrhagies qui pourraient provenir des vaisseaux coliques.

Poncet et Villard (2) conseillent de suturer ensuite et avant de s'at-

(1) LE DENTU. *Revue de chirurgie*, 1880, p. 1.
(2) DAUBOIS. Thèse de Lyon, 1897.

taquer à la tumeur, les lèvres du péritoine viscéral à celles de la plaie abdominale.

Cette méthode n'a guère été employée par ces auteurs que dans des cas de suppuration rénale, et nous la croyons inutile dans l'extirpation des tumeurs du rein.

Nous croyons, au contraire, que le procédé de Terrier (1), qui consiste à suturer les lèvres du péritoine pariétal au péritoine viscéral après l'extirpation de la tumeur, constitue une excellente méthode d'hémostase et de drainage.

Nous parlons pour mémoire seulement de l'incision parapéritonéale conseillée par Trélat et Poncet. Cette incision part de l'extrémité antérieure des fausses côtes pour aboutir à la crête iliaque. Nous ne trouvons ce procédé employé qu'une seule fois dans nos observations.

c) ACCIDENTS DE LA NÉPHRECTOMIE. — Les accidents peuvent se diviser en accidents d'ordre local et accidents d'ordre général. Parmi les accidents d'ordre général, nous retiendrons *le shock*, *l'infection* et *l'intoxication*.

Nous relevons dans nos observations 4 cas de mort par shock chez l'enfant et 4 cas chez l'adulte. Nous ne voulons pas entrer dans la discussion de ces cas qui doivent certainement comprendre des cas d'infection. Nous n'avons non plus rien de particulier à dire sur l'infection.

Un point qui nous intéresse plus spécialement, ce sont les phénomènes d'intoxication qui se sont produits après la néphrectomie pour tumeur maligne. On comprend, en effet, que l'ablation d'un rein entrave considérablement l'élimination des corps toxiques qui ont été introduits dans l'organisme pendant l'opération.

Cette intoxication peut être de deux ordres : elle peut être due au chloroforme ou à l'emploi immodéré des antiseptiques.

Il est bien certain que l'anesthésie générale est nécessaire pour pratiquer une néphrectomie.

Mais cette anesthésie générale devra être faite avec le plus grand soin et la quantité d'anesthésique réduite au minimum nécessaire. Un certain nombre de chirurgiens tels que Abbé conseillent l'emploi de

(1) TERRIER, Néphrectomie transpéritonéale. *Revue de chirurgie*, 1887, p. 342.

l'éther comme moins toxique. Nous ne croyons cependant pas devoir proscrire le chloroforme lorsqu'il est convenablement administré.

Nous insisterons également sur la nécessité de faire de l'*asepsie* plutôt que de l'*antisepsie* et nous prescrivons surtout cet emploi immodéré de l'iodoforme et du tamponnement iodoformé dans la néphrectomie. Albarran et Israel insistent tout particulièremeut sur l'importance de l'asepsie dans la néphrectomie pour tumeur dans les cas où la tumeur ne s'accompagne pas de suppuration. Certainement, lorsque l'asepsie aura plus complètement remplacé l'antisepsie dans les néphrectomies on verra diminuer considérablement les cas de collapsus qui survenaient après cette opération.

Les accidents locaux qui peuvent survenir dans le cours d'une néphrectomie sont : *les hémorrhagies, l'ouverture de la plèvre, du péritoine ou de l'intestin.*

Les hémorrhagies peuvent se produire, soit pendant l'isolement de la tumeur par blessure des gros sinus veineux développés à la surface, ou au voisinage du néoplasme, soit après l'extirpation du rein au niveau du pédicule. Cette hémorrhagie se fait dans deux conditions : au moment même de la section du pédicule par insuffisance du pincement préalable des vaisseaux, soit après l'opération par glissement de la ligature ou section des vaisseaux altérés par cette ligature.

Dans ces derniers cas elle peut être abondante et entraîner rapidement la mort, ou bien il s'agit d'un suintement permanent intarissable. Dans le cas de Drissen, il y a une hémorrhagie après l'opération. Drissen avait eu affaire à un rein relié à celui du côté opposé par un pédicule de tissu rénal d'une épaisseur de deux travers de doigt. Une hémorrhagie abondante se produisit au niveau de la section du pédicule. Dans le cas de Bazy l'hémorrhagie se produisit pendant l'opération, après l'enlévement du clamp placé sur le pédicule.

La ligature placée au-devant de ce clamp avait dérapé. Le clamp fut rapidement remis et laissé en place. Le malade guérit. Ce sont les deux seuls cas d'hémorrhagie que nous relevons dans nos observations ; il est bon de remarquer que grâce au perfectionnement de la technique, ces hémorrhagies deviennent de plus en plus rares et qu'on peut, en somme, les éviter d'une façon complète.

L'ouverture de la plèvre peut surtout se produire lorsqu'on est obligé de pratiquer une résection de la XIIe et même de la XIe côte. Il faut être très attentif à ne pas ouvrir cette séreuse, et si cet accident arrive il est nécessaire de la suturer de suite. L'ouverture du cul-de-sac peut n'être suivie d'aucun accident, comme aussi il peut déterminer une pleurésie purulente mortelle. Tel est le cas de Bräninger (obs. 159).

Quant à l'ouverture du péritoine, nous en trouvons 3 cas dans nos observations (Rovsing, Askanazy, Jordan); la suture en fut immédiatement pratiquée et cet accident n'eut pas de suite.

L'intestin et en particulier le côlon peut être ouvert ou déchiré sur une plus ou moins grande étendue dans le cours d'une extirpation de néoplasme rénal (obs. 110 d'Israel).

Il pourra en résulter une péritonite mortelle (cas d'Israel) ou une fistule stercorale (obs. 21, Perthes). On devra donc s'efforcer de suturer la plaie intestinale dès qu'elle aura été produite ou même, comme dans le cas de Johnson (obs. 126), réséquer de parti pris une portion d'intestin trop adhérente à la tumeur pour que celle-ci puisse en être séparée sans en amener la déchirure.

CONCLUSIONS

I. — Nous sommes autorisé par les statistiques, à faire rentrer dans une étude d'ensemble du traitement des tumeurs malignes du rein, non seulement le carcinome et le sarcome, mais encore les adénomes et les strumæ de Grawitz, dont il est impossible actuellement de distinguer les formes bénignes et malignes.

II. — La néphrectomie dans les tumeurs malignes du rein est une opération bénigne aussi bien chez l'enfant que chez l'adulte, *dans les conditions que nous avons déterminées et surtout lorsque le néoplasme est à une période d'évolution voisine de son début.*

III. — *Dans les mêmes conditions,* la longue survie équivalente à une guérison est aujourd'hui presque la règle après l'extirpation de néoplasmes malins du rein.

IV. — Pour surprendre une tumeur maligne aussi près que possible de son début, il ne faut considérer comme négligeable aucun symptôme même léger, même isolé d'affection rénale, hématurie, tumeur, douleur, modification des urines, varicocèle.

Au cas où le symptôme observé ne peut être rattaché nettement à une affection bien déterminée, on est autorisé à poser le diagnostic à l'aide d'une néphrotomie exploratrice, toujours bénigne, capable de faire découvrir une tumeur à son début, en tout cas, souvent curatrice de l'affection qui a donné naissance au symptôme observé.

V. — La néphrectomie ne doit être rejetée que lorsqu'il y a généralisation ou des adhérences qui ne permettent pas l'extirpation.

OBSERVATIONS

Obs. 1. — *Néoplasme rénal. Néphrectomie. Guérison.* Service de M. le professeur GUYON.

Le nommé Paul L..., employé, âgé de 38 ans, entré le 16 juillet 1896 à l'hôpital Necker, salle Velpeau, n° 27, service de M. le professeur Guyon.

Antécédents personnels. — Blennorrhagie il y a 15 ans. Syphilis à l'âge de 20 ans, bien soignée. Depuis un an, le malade s'aperçoit qu'il se fatigue plus facilement et qu'il souffre dans le bas des reins, lorsqu'il est fatigué.

Depuis janvier 1896. A la suite d'une attaque d'influenza, il remarqua que ses urines étaient troubles. En même temps il souffrait du rein droit assez fréquemment.

Il y a deux mois, *première hématurie :* ce jour-là, étant assis à son bureau, le malade ressentit un violent point de côté du rein droit. Ce point de côté augmenta de violence. Le malade rentra chez lui, se coucha et fit appeler un médecin. Dans la matinée les urines furent légèrement sanguinolentes.

A une heure de l'après-midi, le malade eut une émission d'urine claire dans laquelle nageait un caillot de la grosseur d'un crayon et d'une longueur de trois centim. et demi.

A la suite de cette hématurie, le malade resta 15 jours au lit. Pendant cette période, il urina du sang à toutes les mictions. L'urine était entièrement rouge, mais cette teinte hématurique alla en s'affaiblissant progressivement.

Quand le malade reprit son travail, les urines étaient simplement troubles.

Le malade reprit ses occupations pendant trois semaines.

Un matin, il y 15 jours, le malade eut une *hématurie abondante et totale,* qui a duré deux mictions.

Deux jours après, violent accès de coliques néphrétiques ayant duré trois heures, à la suite duquel le malade rendit plusieurs caillots dont l'un atteignait une dizaine de centimètres. Le malade eut alors des interruptions du jet causées par la présence d'autres caillots dans la vessie.

Depuis, les urines ont toujours été sanglantes et avec caillots, mais le malade n'a pas eu de nouvelles crises de coliques néphrétiques. Ces caillots forçaient le malade de se sonder pour uriner, mais ils étaient en telle abondance qu'ils bouchaient la sonde, et c'est alors que le malade se décida à entrer à l'hôpital. Depuis qu'il a eu sa crise de coliques néphrétiques, il n'a pas eu de nouvelles douleurs de rein.

Examen cystoscopique, pratiqué le 23 juillet par M. ALBARRAN.—Pas trace de lésion vésicale. En pressant sur le rein droit, on fait sortir du sang par l'uretère droit.

Le   3 août. *Néphrectomie.*

Le   4. Quantité d'urine émise = 500 gr.

Le   5.   »   »   »   = 750 gr.

Le   6.   »   »   »   = 750 gr.

Le 10. Le malade commence à s'alimenter.

Le 11. On enlève les fils et le drain supérieur, on raccourcit le drain inférieur.

Le 20. Le drain inférieur est encore raccourci, le malade se lève une heure.

Le malade reste dans le service jusqu'au 7 septembre, la fistule est presque complètement fermée.

Le 26 janvier 1897. Le malade rentre dans le service. Il se plaint de douleurs dans le ventre, au niveau de la plaie ; de pesanteur dans les membres inférieurs, la jambe droite principalement. On trouve dans les aines des ganglions qui sont œdématiés et douloureux.

Le 1er février. La jambe droite est enflée et très douloureuse : *Phlébite.*

Le 7. Le malade sort dans le même état. On le conduit à la campagne.

OBS. 2. — *Épithélioma kystique du rein droit. Néphrectomie transpéritonéale. Mort.* Service de M. le professeur GUYON.

Le nommé Numa R..., âgé de 60 ans, journaliste, entré le 2 janvier 1893, à l'hôpital Necker, salle Velpeau, service de M. le professeur Guyon.

Antécédents héréditaires. — Père mort il y a 36 ans. Mère il y a 31 ans (causes inconnues). Pas d'antécédents néoplasiques directs ou collatéraux.

Antécédents personnels. — Une chaudepisse légère à 20 ans. Fièvres paludéennes à Rome à 24 ans, qui durèrent 2 ans. Depuis, pas d'accès. Le malade ne peut affirmer avoir à la suite conservé un gros foie. Un médecin cependant, il y a 5 à 6 ans, l'avertit qu'il avait le foie augmenté de volume.

Début. — En septembre 1890 le malade s'aperçut d'une grosseur du volume du poing, siégeant non pas dans l'hypochondre droit, mais plutôt dans le flanc, assez loin du rebord costal. Le Dr Gombault de Beaujon crut, à première vue, qu'il ne s'agissait pas du foie, puis, après examen plus approfondi, il s'arrêta au diagnostic de : foie gros par impaludisme. A ce moment, rien du côté des voies urinaires : urines normales comme quantité et qualité. Pas de douleurs locales, pas traces de coliques néphrétiques ou hépatiques.

La tumeur continua à grossir régulièrement, mais trop vite (elle a augmenté plus rapidement dans ces derniers temps). Elle grossissait dans tous les sens, mais avait l'air de se porter surtout au bas et à gauche.

Le 20 juin 1892. Le malade se fatigue à mettre du vin en bouteilles, reste longtemps assis et courbé. En se relevant brusquement, raideur et légère douleur dans le dos. Le soir même, *hématurie* brusque et totale. Liquide très uniformément coloré, sans caractère terminal. L'hématurie continue les jours suivants, se montrant à toutes les mictions, toujours très fortes avec une couleur *rouge vif.* Au bout de 2 semaines, le malade, qui avait pris de l'ergotine sans succès, prend, sur les conseils de Lécorché, du perchlorure de fer ; 3 jours après le sang diminue d'une façon assez marquée, l'urine reste cependant colorée.

Le 14 juillet, le malade part pour Barbazan (Hautes-Pyrénées). Le 20 juillet, l'hématurie reparaît violente, le malade va à Capvern ; là, vers le 15 août, il est pris, sans cause et brusquement, de douleurs très vives dans le *flanc droit*, avec propagation au testicule devenu très douloureux. Cette douleur continue, sourde, obtuse (sensation de lourdeur) cesse dans la position horizontale. L'hématurie continuait cependant. Le malade, effrayé, quitte Capvern le 15 et arrive à Toulouse. L'hématurie diminue rapidement et disparaît le lendemain : les douleurs cessèrent le jour suivant.

L'hématurie avait en somme duré du 20 juin au 16 août, soit 57 jours, avec des alternatives d'abondance et de diminution.

Depuis lors, 17 août, plus de crises, la tumeur a grossi toujours et plus rapidement ; plusieurs crises de constipation opiniâtre ; légère dyspnée.

Le malade entre à Velpeau, lit n° 83, le 2 janvier 1893.

État actuel. — Malade, profondément amaigri, aux joues creuses, au teint jaunâtre, aux chairs molles. Peu d'appétit, respiration gênée, crises de constipation. A l'examen du ventre, tumeur énorme occupant tout le côté droit de l'abdomen, à surface arrondie, à contour assez régulier et ovoïde, à grand axe oblique en bas et à gauche. Cette tumeur *est mate* dans toute son étendue, sans qu'on puisse distinguer les limites du foie ; celui-ci ne remonte pas au delà de la sixième côte.

A la palpation, la surface de la tumeur paraît lisse, sans qu'on puisse apercevoir sur elle la présence soit du rebord hépatique, soit du côlon aplati. Son extrémité inférieure repose sur la fosse iliaque droite et dépasse la ligne médiane.

Elle paraît fluctuante ou plutôt *rénitente*, sans qu'on puisse percevoir une sensation nette de flot.

A la pression, matité absolue, comme nous l'avons dit plus haut. Pas de frémissement hydatique.

A l'examen de sa partie postérieure, on constate que la tumeur a *perdu un peu le contact lombaire*. Celui-ci existe cependant, si on déprime un peu la paroi.

Le *ballottement* ne peut exister en raison du volume.

Une ponction faite dans la partie antérieure de la tumeur permet de retirer un liquide louche, hématique, brun noir, qui renferme des globules sanguins, des cellules épithéliales et de l'urine.

Opération, le 13 janvier 1893. — Chloroforme. Antisepsie de la paroi abdominale.

Incision médiane de 15 centim. dont la 1/2 correspond à l'ombilic qu'elle contourne à droite. Parois abdominales distendues et très minces, droits écartés, ouverture du péritoine, dont on fixe les bords. On aperçait alors, saillant par la fente béante, une tumeur volumineuse, arrondie, gris bleuâtre, parcourue par des veines nombreuses, et recouverte d'un feuillet mince, peu distinct. Quelques adhérences très minces. On garnit la plaie de compresses. Ponction de la tumeur au gros trocart. Issue de 4 litres 1/2 d'un liquide louche, foncé brunâtre, hématique, avec caillots fibrineux blanchâtres anciens et masses épithéliales irrégulières. La tumeur diminue de volume. Incision superficielle du feuillet péritonéal ; dissection des bords puis clivage. La tumeur se dégage peu à peu, tandis que les bords de la poche créée par clivage en arrière du feuillet péritonéal postérieur sont tendus et rapprochés de l'ouverture abdominale. On manœuvre ainsi *en dehors* du péritoine et on n'aperçoit pas l'intestin. La tumeur ne se dégage pas facilement. On l'ouvre largement et on la vide de son contenu : liquide et caillots filandreux. Les parois de la poche apparaissent très épaisses (1 centim.), à surface interne tomenteuse, spongieuse, recouverte d'un très épais feutrage de fibrine chocolat.

On dégage une nouvelle partie de la tumeur ; toujours clivant davantage le feuillet péritonéal en haut et en avant, on arrive sous les hypochondres et on aperçoit, fusionné avec la tumeur et la recouvrant, un tissu rouge-brun lisse que l'on prend d'abord pour le bord tranchant du foie. Mais une main, introduite sous les côtes, sent le foie plus haut, à sa place. Le tissu aperçu est le rein ; la tumeur est bien rénale.

On continue le dégagement ; on rencontre, on lie et on coupe l'uretère, resté perméable. Après un morcellement à la Péan, qui diminue la tumeur, on finit par constituer un pédicule qu'on lie en 2 faits par fils entrecroisés, sans chaîne. Section du pédicule. Nettoyage de la poche. Pas d'hémorrhagie. Suture des lèvres de l'incision du péritoine postérieur à celles du péritoine supérieur. Gros drain et tamponnement à la *gaze phéniquée*. Suture aux crins des téguments en haut et en bas du drain. Pansement compressif. L'opération a duré 1 h. 35 minutes. Réveil normal ; 2 piqûres d'éther ; champagne.

Suites opératoires. — Le 13 au soir, température 37°,4, n'a pas vomi, pas de douleurs.

Les urines, tombées à 230 grammes le 15, ont remonté graduellement jusqu'à 1,480 grammes le 20, et sont redescendues à 250 grammes le 25. Jour où le malade mourut, après avoir été s'affaiblissant de jour en jour.

Examen de la tumeur. — La tumeur, enlevée par la néphrectomie transpéritonéale, est formée par un énorme kyste, formé aux dépens de la partie inférieure du rein. Kyste à contenu liquide brunâtre hématique (4 à 5 litres au moins). Ce kyste a des parois épaisses fibreuses dont se détachent de nombreux filaments gris rougeâtres flottant à l'intérieur et revêtus par une couche fibreuse adhérente ayant l'aspect de vieux caillots ; des caillots fibreux abondants libres flottent dans le liquide.

Le rein, sain d'aspect, réduit à 2/3 de son volume, est caséeux, étalé à la partie postérieure et inférieure de la tumeur kystique. Bassinet et hile rénal sont sains.

En cherchant sur les parois du kyste, on trouve en plusieurs points à la face interne des saillies molles, fongueuses ayant l'aspect de néoplasme malin, mou. Quelques fragments de même nature flottent dans ce liquide.

Étudiés sur coupes, ces fragments sont formés d'amas épithéliaux. Ces brides flottantes sont des cloisons fibreuses.

Épithélioma mou à dégénérescence kystique hématique.

AUTOPSIE, le 26 janvier 1893. — Poche de néphrectomie fermée sans suppuration, n'admettant plus que le trajet des tubes.

Le côlon transverse est à la partie inférieure du canal abdomino-lombaire opératoire.

Rein opposé sain.

Dans le *foie* un petit noyau superficiel blanc, d'aspect néoplasique.

Poumons : Emphysème, sclérose et dilatation bronchique ancienne avec lésions congestives récentes.

OBS. 3. — *Cancer du rein droit. Néphrectomie. Mort.* Service de M. le professeur GUYON.

Homme, 33 ans, hématurie abondante, spontanée en janvier 1889. Depuis, l'hématurie s'est renouvelée plusieurs fois. Douleur de coliques néphrétiques en juin, caillots allongés dans ses urines. Il quitte l'hôpital après un séjour de quelque temps. Mais les crises douloureuses revenant, il rentre le 9 décembre 1889. Il était difficile d'en savoir le point de départ, car tout en accusant une certaine prédominance à droite, le malade insistait sur leur présence à gauche.

L'examen méthodique, pratiqué par M. Guyon, ne révéla ni douleur à la pression, ni augmentation de volume. Parois lombo-abdominales épaisses et résistantes, chloroforme, la recherche du ballottement négative.

Examen cystoscopique, sans résultat pour le rein.

En janvier, crise douloureuse du côté droit.

Le 22 février 1800. *Néphrectomie.* Mort.

Examen microscopique : Épithélioma. La tumeur occupait la partie postéro-inférieure du rein.

A l'AUTOPSIE : ganglions du hile envahis, la veine rénale avait ses parois infiltrées près de la veine cave. Pas de péritonite.

OBS. 4 — *Pyonéphrose tuberculeuse et cancer du rein.* Service de M. le professeur GUYON. (M. ALBARRAN, opérateur. Thèse d'IMBERT, 1898.)

Homme, 35 ans, entre le 1er mai 1897, service de M. le professeur Guyon.

En 1891, hématuries spontanées. Elles durent de 1891 à 1894, leur durée varie de quelques heures à un mois ; elles sont séparées par des intervalls de même durée ; habituellement totales et peu abondantes, elles sont quelquefois initiales ; parfois avec des caillots. Les hématuries ne se sont pas accompagnées de douleurs ; elles n'augmentaient pas la fréquence ; les fatigues, le transport en voiture étaient sans influence sur elles. Deux fois le malade aurait rendu de petits graviers phosphatiques.

En 1894, les hématuries cessent pour ne plus se reproduire. Peu après, uréthrite avec orchite ; durée 3 mois, disparition complète.

II.　　　　　　　　　　　　　　　　　　　　　6

Du mois de décembre 1896 au mois d'avril 1897, accès de fièvre quotidien. Urines deviennent troubles, amaigrissement, douleurs vagues dans la région lombaire.

Examen. — Dans le côté droit de l'abdomen, masse à surface irrégulière, sonore dans la partie inférieure, non douloureuse; bord interne près de la ligne médiane, extrémité inférieure arrive jusqu'à l'ombilic. L'extrémité supérieure ne semble pas pénétrer sous les deux côtes. Ballottement peu prononcé. L'uretère n'est pas douloureux, testicule paraît sain, la prostate est bosselée, vésicule gauche un peu grosse, sans noyau. Urines troubles, pas de bacille, fièvre le soir. Signes d'induration au sommet du poumon gauche.

Cathétérisme de l'uretère par M. ALBARRAN, sonde à boule olivaire laissée à demeure jusqu'au soir; il s'en écoule une grande quantité de pus, dans lequel on ne trouve pas de bacilles de Koch, ni d'autres microbes. A la suite de cette évacuation, la tumeur a diminué sensiblement.

Cathétérisme de l'uretère gauche (rein sain), on retire une urine claire, sonde laissée en place 24 heures.

Le 24 juin 1897. *Néphrectomie*, par M. ALBARRAN. — Le rein droit énorme et difficile à mobiliser, il est entouré de petits foyers purulents; l'uretère est réséqué dans l'étendue de 12 centim. A l'examen de la pièce, on constate que, outre ses lésions tuberculeuses, le rein enlevé est atteint de cancer, ainsi que cela a été démontré par l'examen histologique. Guérison sans incidents.

— Malade revu bien portant en décembre 1897, avec des urines claires.

OBS. 5. — *Épithélioma rénal. Néphrotomie exploratrice, Néphrectomie. Guérison.* Service de M. le professeur GUYON. (M. ALBARRAN, opérateur.)

Le nommé Édouard C..., journalier, âgé de 51 ans, entré le 20 janvier 1898 à l'hôpital Necker, salle Velpeau, n° 14, service de M. le professeur Guyon.

Il y a un an, douleurs lombaires à droite s'irradiant dans l'aine, survenant par crises. A ce moment, ni hématuries, ni troubles de la miction. Le malade a eu cinq crises jusqu'au mois de décembre 1897.

Le 23 décembre, le malade est pris de violentes douleurs dans la région lombaire droite, s'irradiant jusqu'à l'aine; immédiatement après, il est pris d'une *hématurie totale*, qui dura un jour; puis les urines redeviennent abondantes et claires. Il va alors à l'hôpital Beaujon où il est soigné pour des coliques néphrétiques. Depuis ce moment les hématuries se sont reproduites tous les quatre ou cinq jours; elles étaient toujours annoncées par des douleurs lombaires. La dernière de ces crises, suivie d'hématurie, a eu lieu le 20 janvier, jour de son entrée, salle Velpeau. Il n'a jamais rendu de graviers.

Les douleurs lombaires sont exaspérées par la marche et la voiture. Elles sont souvent accompagnées de vomissements.

A son entrée : mictions fréquentes, le jour 10 fois, la nuit plus souvent (4 litres en 24 heures); impérieuses; ni difficiles, ni douloureuses. Jet normal.

Examen. — Canal = 0. Vessie = capacité à la tension 225 gr., ne saigne pas au lavage. Prostate = grosse, légèrement irrégulière. Rein = 0. Exploration métallique = 0. *Pas de varicocèle*.

Le 21 janvier, le rein droit est un peu sensible à la pression, ainsi que le trajet de l'uretère correspondant.

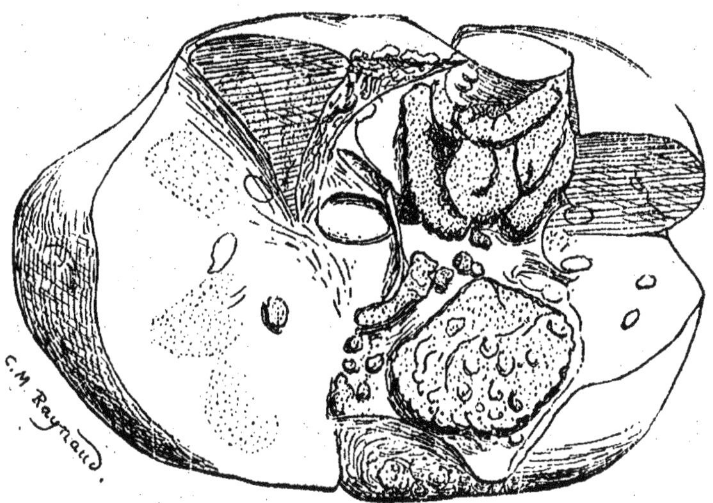

Le 26, *examen cystoscopique*. — On trouve la vessie saine, les orifices urétéraux sont très faciles à voir et en pressant sur le rein droit on voit très nettement quelques gouttes de sang sortir de l'uretère droit.

Le 7 février, *examen* par M. ALBARRAN. — Le rein droit est sensible surtout en arrière, mais on ne le trouve pas augmenté de volume. L'uretère droit n'est pas douloureux.

Le 10. — *Examen des urines* :

Aspect : urines sanglantes.

Urée : 4,10 par litre.

Acide phosphorique : 0,56.

Chlorures : 6,80.

Albumine : 0,75.

Glucose : traces.

Le 14. *Examen* par M. professeur GUYON. — Insensibilité à la pression antérieure ; la pression postérieure, même la plus profonde, ne donne rien ; le rein droit n'est pas senti par le double palper.

Le 21. M. Albarran pratique l'examen cystoscopique. Il constate tout d'abord que c'est bien l'uretère droit et, par conséquent, le rein droit qui saigne. Voulant ensuite introduire une sonde urétérale du côté sain, il est arrêté à 2 centimètres de l'orifice urétéral. L'uretère de ce côté a une coudure qui ne peut être franchie par aucun instrument.

M. Guyon pratique la palpation du rein et le sent débordant de deux travers de doigt les fausses côtes. Bord interne à trois travers de doigt de la ligne médiane. Bord externe à trois travers de doigt du flanc. Bord supérieur ne se déloge pas. De plus, on note une grande sensibilité à la pression sur la paroi antérieure.

Le 1er mars, il n'y a jamais eu de caillots uréthraux. L'hématurie est exaspérée par la marche. D'après le dire du malade, il y a trois semaines, lorsqu'on l'a fait marcher, les urines étaient un peu plus sanglantes. Toucher rectal : prostate normale.

Le 2 mars, *opération*. — L'incision lombaire conduit sur un rein allongé, mais flasque et comme vidé de son contenu : la surface est sillonnée de dépressions correspondant aux points du tissu rénal qui se sont affaissés. La décortication facile donne lieu à un saignement notable. Incision sur la partie moyenne du bord convexe, l'épaisseur est de 3 centim. environ à ce niveau, mais le doigt introduit dans le bassinet montre que l'épaisseur des différents points du parenchyme rénal est variable : 1 centim. à peine par places.

Le doigt constate la flaccidité du rein et du bassinet. Aucune trace de calcul dans le bassinet, mais le doigt ramène quelques fragments ayant l'aspect de fausses membranes qui sont remis au laboratoire. Le cathétérisme urétéral, en commençant par le bassinet, se fait sans obstacle. L'incision rénale est refermée au catgut. Suture de la paroi musculaire et de l'aponévrose en 2 plans. Suture cutanée, drainage.

Examen microscopique des débris trouvés dans le bassinet au cours de la néphrotomie. — A l'examen microscopique on constate que : 1o le nombre de ces débris est de quatre ; 2o leur aspect est celui de caillots sanguins, mais floconneux, rougeâtres ; 3o le plus grand débris est long de deux centim. et long d'un demi-centimètre. L'examen fait par la dissociation constate que les débris étaient composés de cellules épithéliales et de quelques hématies. En présence de l'absence complète de leucocytes, l'examen bacillaire a été jugé inutile et les débris ont été montés dans la paraffine.

L'examen rapide des coupes histologiques a permis de faire le diagnostic d'une tumeur épithéliale. M. Albarran, à qui les coupes ont été présentées, fit le diagnostic : Épithélioma rénal à cellules claires.

Le 12 mars. Premier pansement. Ablation des fils. Il sort par le drain inférieur un peu de sérosité blanchâtre.

Le 2 avril. Deuxième intervention chirurgicale. *Néphrectomie totale.* Drainage. Le 24. Le malade quitte l'hôpital complètement guéri.

Obs. 6. — *Épithélioma végétant du bassinet et des calices. Néphrectomie gauche. Guérison.* (Observation due à l'obligeance de notre maître M. ALBARRAN.)

Homme, 84 ans, bonne santé antérieure.

Première hématurie au mois d'avril 1896, spontanée dans son apparition et sa terminaison. Durée trois jours, sans caillots, ni douleurs. Après cette crise, les

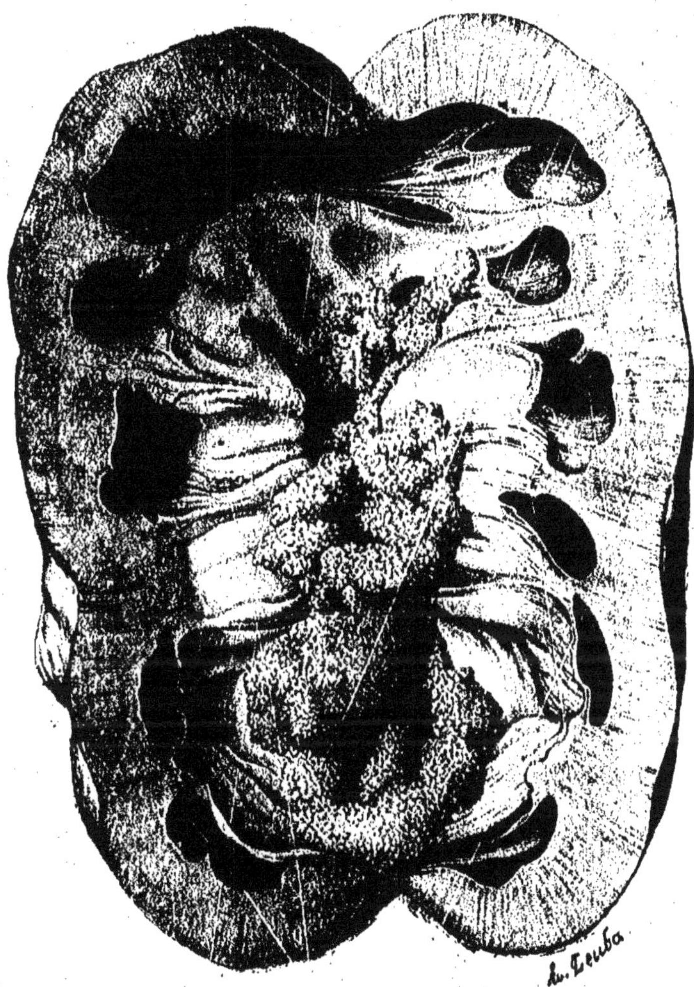

urines redeviennent claires, jusqu'au mois de juillet de la même année, quand nouvelle hématurie, également spontanée, abondante, d'une durée de 7 à 8 jours ; toujours pas la moindre douleur, pas le moindre trouble de la miction. Puis urines claires. Depuis, des petites alertes d'hématuries, d'une durée de 10 à 20 heures, espacées de deux à trois mois d'intervalle.

Au mois de juillet 1897, pendant une hématurie, il voit un petit caillot. Toujours pas de douleurs, ni vésicales, ni rénales.

Au mois d'avril, nouvelles hématuries d'une durée de 10 jours et très abondantes. Caillots. Rétention d'urine. Le malade, très intelligent et très soigneux de sa personne, a consulté plusieurs chirurgiens de Genève, qui tous croyaient à une papillome de la vessie. Dans les derniers temps on lui a proposé la cystocopie. Mais le malade, inquiet de l'abondance de ses hématuries, vint à Paris et consulta M. Albarran. Il lui trouva un rein droit normal ; mais un rein gauche gros, avec une saillie au niveau de son hile. La cystoscopie fut négative au point de vue de tumeur de la vessie.

Dans une seconde séance, M. Albarran pratique le cathétérisme cystoscopique de l'uretère droit. Sonde à demeure pendant 6 heures. Urines recueillies par la sonde urétérale, normales, non sanguinolentes. Urines venues du rein gauche hématiques. Diagnostic : Tumeur du rein gauche.

Opération, le 20 mai 1898. — Incision sur le bord externe de la masse sacro-lombaire. Saignement abondant. Incision des muscles et de l'aponévrose. On aperçoit le nerf grand abdomino-génital. On recommande le refoulement du rein par la pression sur la paroi abdominale antérieure. On tire dehors la capsule graisseuse. Pinces à cadre. Le rein est difficilement accouché dehors à cause d'un prolongement sous les fausses côtes. Après quelques essais, M. Albarran réussit à le faire sortir. Il est très gros et a la forme triangulaire dont la base formée par le bord convexe et le sommet par le bassinet distendu à tel point qu'il fait saillie. A la partie inférieure on aperçoit l'uretère. Incision entre deux ligatures. Deux pinces sur le pédicule rénal. Entre les deux pinces avec une aiguille, on passe un fil double de soie qu'on noue. Incision du pédicule, artère et veine rénale. Ligature séparée de chaque vaisseau. Encore un fil de soie simple sur tout le pédicule. Enlèvement de la pièce. Suture des muscles au catgut. Drain entouré d'une lanière de gaze stérilisée. Suture de la peau au crin de Florence.

Pièce. — Le rein est presque double de volume. Très tendu. Sa forme est triangulaire, le sommet est constitué par le bassinet qui est très distendu et dépasse le plan du rein. Incision du rein sur le bord convexe. Il s'écoule 150 gr. de liquide rougeâtre. Les calices très distendus ; des cavernes dans la substance rénale communiquent avec les calices et sont remplies de sang. La paroi est ecchymotique. La figure que nous donnons montre mieux que toute description le siège du néoplasme et son inclusion parfaite dans le bassinet. La paroi du bassinet indemne miscroscopiquement. Coudure du bassinet à sa terminaison produit la rétention rénale. Guérison en 4 semaines.

Examen histologique. — Épithélioma végétant du bassinet.

Le 6 novembre. On retire les fils de soie qui entretenaient la fistule. Pas la moindre trace de récidive. Le malade va très bien.

OBS. 7. — *Sarcome circonscrit du rein droit. Nephrectomie partielle. Guérison.*
(Due à l'obligeance de notre maître M. ALBARRAN).

Femme, 39 ans. La malade se présente à la consultation privée de M. Albarran
au mois de novembre 1896.

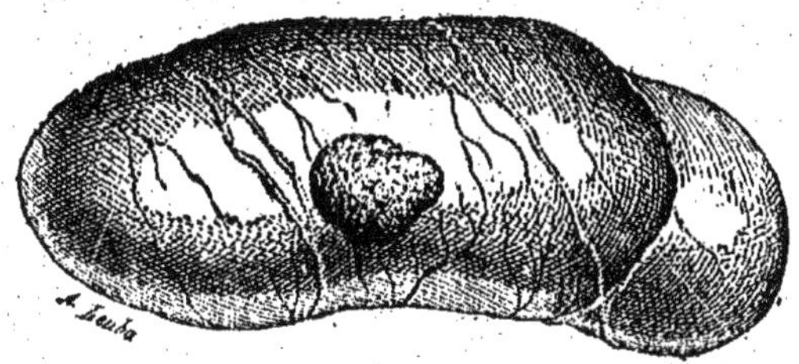

Sarcome du rein droit (ALBARRAN).

Depuis 14 mois, la malade a des hématuries, après la marche. Cela d'une manière constante.

Jamais de douleurs. Pendant l'hématurie, fréquence des mictions et une certaine lourdeur dans la vessie.

Rein droit un peu mobile, ne paraissant pas gros.

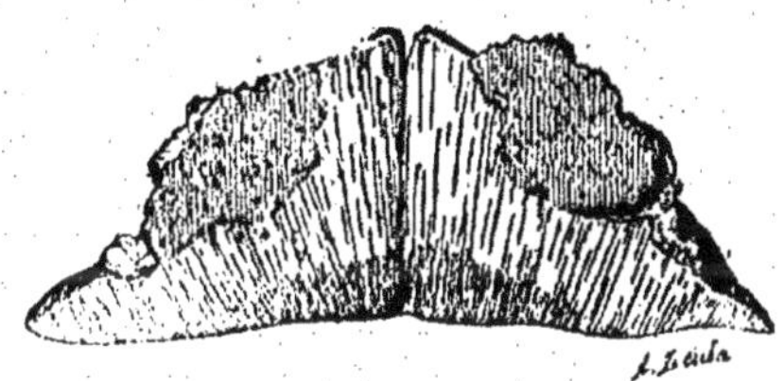

Coupe de la tumeur (1) (ALBARRAN).

Urines normales avant la marche, sanglantes après.

23 novembre 1896, incision très oblique sous la dernière côte ; graisse périné-
phrique abondante mais décortication facile. On sent de suite une saillie circonscrite sur le bord convexe du rein. M. Albarran amène le rein dans la plaie et
voit une tumeur grosse comme une noisette sur le milieu du bord convexe : elle
est irrégulière, arrondie avec deux petits lobules graisseux en haut et en bas.
Le reste du rein paraît sain.

Incision en long (coupe d'autopsie) pour voir jusqu'où pénètre la tumeur ;
dans l'intérieur du rein elle est circonscrite mais non capsulée et va jus-

(1) Cette figure et les deux précédentes nous ont été obligeamment prêtées par
MM. J.-B. Baillière et fils, à la demande de notre maître M. Albarran.

qu'à la base des pyramides. Résection du rein en coin, pénétrant jusqu'au bassinet. Au niveau de la section, 2 artérioles donnent du sang en jet ; pincement sans pouvoir arriver à les lier. Trois points de suture profonde au catgut sur face antérieure, bord convexe et face postérieure du rein : deux points complémentaires. Saignement s'arrête.

Drainage juxta-rénal en bas et au milieu de la plaie.

Urines sanglantes le lendemain, normale deux jours après. Pas de température. Guérison par première intention sans aucune fièvre.

La malade guérie se lève le dix-huitième jour, se portant bien et mettant son corset.

Depuis, lorsque la malade a commencé à marcher, elle a de nouveau saigné comme avant l'opération. Elle continue encore depuis deux ans. Chaque fois qu'elle marche, hématuries abondantes sans douleur ; calmée par le repos.

10 janvier 1899. Analyse des urines : 55 centigr. d'albumine par litre.

État général très bon, malgré la mort successive de trois de ses enfants.

Obs. 8. — *Sarcome du rein droit chez un enfant de 15 mois, enlevé par la taille abdominale.* Görl. (*Central. f. d. Krankh. d. Harn, u. Sex.-Org.,* 1894, V, p. 530.)

Garçon, 15 mois. Jamais malade jusqu'en novembre 1893, quand il a commencé à devenir triste. La mère s'aperçut que la partie droite de l'abdomen était plus dure que la gauche. Un médecin consulté a pensé à une accumulation des matières fécales, car depuis le mois de novembre une constipation opiniâtre a envahi l'enfant.

Amaigrissement, mais on n'a pas pu palper une tumeur qu'au mois de mai 1894. L'enfant criait continuellement, donc il souffrait. Affaiblissement si avancé que l'enfant ne pouvait plus marcher.

Urines normales, pas d'hématurie.

Examen. — La partie droite de l'abdomen gonflée, la pression de la tumeur ne provoque pas de douleurs. On sent une tumeur, ovoïde, élastique, tendue, un peu mobile. Cette tumeur se laisse bien délimiter du foie. Pas de mobilité sous l'influence des mouvements respiratoires.

Opération, par le Dr Heinlein (8 mois après le début de la maladie). — Incision de la paroi abdominale sur le bord externe du muscle droit antérieur du côté droit depuis les fausses côtes jusqu'à presque la ligament de Poupart. La tumeur n'était pas adhérente ni à l'intestin ni au foie. Le côlon ascendant passait au bord médian de la tumeur qui était fixée dans la région des vertèbres lombaires, avec une base large. Extirpation de la tumeur. Guérison per primam.

Huit semaines après l'opération, l'enfant pouvait courir et plus de constipation.

La tumeur a la forme d'une poire. Elle se compose d'un néoplasme rond de 14 centim. de diamètre et d'une saillie représentée par le reste du rein, d'une longueur de 4 centim., située sur la partie supérieure.

La surface de la tumeur est unie, lisse.

Obs. 9. — *Sur une tumeur glandulaire embryonnaire de la région rénale chez les enfants.* Döderlein et Birch-Hirschfeld. (*Centralblatt f. d. Krank. d. Harn. Sexua-lorg.*, 1894, H. p. 1 et 2.)

Fillette, 7 ans. Neuf mois avant l'entrée à la clinique (1892), la mère s'aperçut que l'abdomen de l'enfant était ballonné, mais l'enfant n'offrant aucun autre signe de maladie on n'y fit pas attention. Six mois après, l'enfant commença à maigrir et se plaignait de douleurs dans l'abdomen. Un médecin appelé a dit que ces phénomènes sont dus à la dentition. Pendant 8 jours, l'enfant restée couchée au lit, pas d'appétit, douleurs vives dans l'abdomen. Enfin on a constaté une tumeur dans l'abdomen et l'enfant a été amenée à la clinique. *Aucune modification des urines, jamais d'hématurie.*

Examen. — Tumeur qui remplit tout le côté gauche de l'abdomen, s'étendant en arrière jusqu'à la colonne vertébrale, dépassant la ligne blanche, en haut les fausses côtes, en bas s'étendant dans la profondeur du bassin. La tumeur était solide, surface unie, nulle part bosselée, sauf en arrière et en haut où on pouvait, près de la colonne vertébrale, palper une grosseur comme un poing d'enfant, un peu mobile. La tumeur principale était immobile.

Percussion, matité absolue.

Urines normales.

Le diagnostic était hésitant entre tumeur de la rate ou du rein.

Laparotomie médiane. On voit la tumeur couverte par le péritoine, le côlon descendant en dessous de la tumeur. Décollement du péritoine et enlèvement de la tumeur. Guérison.

Au pôle supérieur et postérieur de la tumeur se trouve le rein, qui est assez nettement bien délimité, de même un peu mobile sur la tumeur.

A la coupe, on trouve, sauf une dilatation du bassinet et une petite atrophie consécutive de la substance rénale, que le rein était normal. De même l'uretère perméable.

Examen microscopique, fait par le professeur Birch-Hirschfeld ; adéno-myxo-sarcome.

— Le 10 octobre 1898, la fillette se porte bien. Lettre privée du Dr Perthes, de Leipzig.

Obs. 10. — *Néphrectomie d'un rein sarcomateux chez une enfant.* Werder. *Med. News,* 1895. S. 46 (d'après *Centralblatt f. d. Krankh. d. harn. u. Sexua l-org.,* 1895, p. 335).

Fillette 25 mois. Tumeur gauche, grande comme un œuf après 3 mois à cause de la croissance, remplissant tout le côté gauche de l'abdomen, pas sensible, douloureuse à pression ; un peu mobile dans la direction antéro-postérieure.

Diagnostic. — Tumeur maligne du côté gauche de l'abdomen.

Opération. — Guérison.

Rhabdo-myosarcome.

Obs. 11. — *Sarcome du rein. Néphrectomie abdominale. Récidive après cinq mois. Mort dans une année.* COLEY. (*Med. News N. J.*, 1897, LXXXI., p. 467.)

Fille, 5 ans et plus, présente dans l'abdomen une masse dure, fortement adhérente ayant apparemment son origine dans la région rénale gauche s'étendant jusqu'au delà de la ligne médiane, en bas jusqu'au bassin.

Diagnostic. — Sarcome du rein.

Le 25 septembre 1894. *Opération.* — Incision de 10 centim. de longueur parallèle au bord externe du muscle droit, avec incision transversale complémentaire de 6 centim. et demi. On trouve la tumeur adhérente au côlon qui passe par-dessus, on la décortique avec difficultés.

Néphrectomie. Ligature à la soie. Péritoine fermé. Drainage en dehors du péritoine. Poids de la tumeur : 1 kilog. 500 gr.

Examen microscopique. — Sarcome à cellules mixtes avec prédominance de cellules fusiformes. Le malade continue d'aller bien jusqu'en mai 1895, quand on trouve une tumeur ayant son origine apparemment dans les glandes rétro-péritonéales autrefois occupées par le rein. Tumeur se développe rapidement. Quantité d'urine fortement diminuée. On le met au traitement de toxines érysipélateuses et du bacille prodigiosus filtrées, injectées tous les deux jours dans la région fessière.

Santé générale commence à s'améliorer.

L'urine devient presque normale comme quantité et qualité. Injections continuent durant les mois de mai, juin juillet, mais pas au point de produire de guérison.

En août, augmentation de volume de la tumeur, état général mauvais. L'usage de toxine se continue. Tumeur se développe très rapidement et la malade meurt en octobre 1895, 13 mois après l'opération.

Obs. 12 et 13. — *Deux cas de tumeurs du rein dérivant de la capsule surrénale.* EDMOND MAC WEENEY. (*Brit. med. jour.*, 18 février 1896.)

CAS I. — Femme, 53 ans. Depuis 9 mois, douleurs abdominales. Opérée déjà pour rein mobile. A l'examen on trouve une tumeur dans le côté gauche de l'abdomen. Pas d'hématurie.

Opération. — Laparotomie. Tumeur de la grosseur d'un melon dans la région rénale gauche. Fluctuation. Ponction sans résultat. Section et évacuation d'un liquide hémorrhagique.

Néphrectomie. Guérison.

Examen microscopique. — Cellules épithéliales allongées ou polyédriques à protoplasma clair et parfois réticulé avec noyaux petits prenant peu et difficilement la coloration. Nucléole généralement visible. L'apparence générale des cellules était celle de cellules hépatiques.

En somme : Struma supra-renalis.

— La guérison se maintient depuis 4 ans.

CAS II. — Femme, 38 ans, souffre depuis 6 mois de douleurs abdominales et d'une tumeur dans le côté gauche de l'abdomen. Pas de trouble de la miction. Cachectique.

Laparotomie. — Tumeur lobulée du rein gauche s'étendant jusqu'à la ligne médiane. Opération difficile à cause du volume et des adhérences. Mort, 9 heures après.

Autopsie refusée.

Examen. — Poids 1 kilog., consistant en nodules encapsulés développés dans la partie inférieure du rein. La partie centrale des nodules est dégénérée par des kystes. Chaque nodule est parfaitement encapsulé.

Examen microscopique. — Cellules épithéliales allongées ou polyédriques à protoplasma clair et parfois réticulé avec noyaux petits prenant peu et difficilement la coloration. Nucléole généralement visible. L'apparence générale des cellules était celle des cellules hépatiques.

En somme : Struma supra-renalis.

OBS. 14. — *Sarcome du rein droit. Néphrectomie transpéritonéale. Guérison.* LEONTE *Spitalul*, Bucarest, 1896, n° 13.

Garçon 5 ans, en octobre 1895, chute sur le côté gauche de l'abdomen. Douleur persiste dans l'hypochondre et région lombaire gauches. On n'observe rien de particulier dans ces régions. Deux mois après, il lui est apparu une tumeur dure, indolore dans le flanc droit de l'abdomen.

On constate, en effet, dans le flanc droit de l'abdomen une tumeur solide, lisse et régulière, donnant une sensation de fausse fluctuation. Indolente et immobile, elle s'étend depuis les fausses côtes sous lesquelles elle se confond avec le foie jusque près de l'épine iliaque antérieure et supérieure, en dedans jusqu'à la ligne médiane. Ponction de la tumeur, un peu de sang. Bon état général. Jamais d'hématurie.

Diagnostic. — Sarcome du rein droit. Urine, 500 à 600 gr. par jour, claires, normales.

Le 7 avril 1896. Incision de Langenbuch de 15 centim. Le péritoine postérieur est très adhérent à la tumeur. On sépare le péritoine de la tumeur avec les doigts. On arrive jusqu'au hile. Ligature en masse du pédicule vasculaire.

L'uretère dilaté est réséqué dans la fosse iliaque. On suture le péritoine postérieur après l'hémostase complète. Guérison. La tumeur a la forme du rein. Diamètres : 24, 16, Poids : 1,400 gr. Une capsule fibreuse, épaisse, l'isole complètement des tissus environnants. La substance rénale est disparue ; il n'y a qu'à l'extrémité inférieure qu'on puisse reconnaître un fragment de substance rénale. La tumeur se continue avec le tissu sain sans transition.

Examen microscopique. — Sarcome globo-cellulaire avec des petites cellules très vasculaires (professeur Babes).

— Six mois après l'opération, récidive, et il meurt neuf mois après de généralisation.

OBS. 15. — *Adénome hémorrhagique du rein. Néphrectomie transpéritonéale. Guérison.* RICARD. (*Gazette des Hôp.*, 26 mai 1896.)

Femme, 49 ans, présentant des phénomènes de goître exophtalmique, entrée à la Pitié le 9 mai 1894.

Depuis décembre 1893, elle maigrissait et perdait ses forces, son teint jaunissait sans souffrir nulle part. En février 1894, elle s'est aperçue que son ventre grossissait du côté droit. Ce n'est qu'au mois d'avril qu'elle a commencé à souffrir. C'est une sensation de pesanteur douloureuse dans le côté droit à laquelle viendraient s'ajouter des élancements très pénibles dans la région lombaire, la hanche et la cuisse droite.

Urine plus souvent. Urines claires. Jamais d'hématurie.

Examen. — Flanc droit augmenté de volume. Elle s'étend depuis les fausses côtes jusqu'à la crête iliaque en bas ; en dedans dépasse un peu la ligne blanche ; anse intestinale adhérente à la partie supérieure interne. Surface lisse, régulière, dure.

Laparotomie, le 22 juin 1894. — Incision sur la ligne blanche, insuffisante. Incision perpendiculaire sur la première dans le flanc droit. Dissection de l'intestin adhérent à la tumeur à l'aide du bistouri. Néphrectomie. Guérison.

Pièce. — Volume d'une tête d'enfant de 6 à 8 ans. Examen histologique, M. Pilliet : adénome hémorrhagique du rein.

OBS. 16. — PERTHES. *Deut. Zeitsch. f. Chir.*, 1896, XLII, p. 202, clinique chirurg. du professeur TRENDELENBURG, à Bonn.

Garçon, 5 ans, depuis longtemps douleur dans l'abdomen ; mais il n'y a que quatorze jours avant l'entrée dans l'hôpital que la tumeur a été constatée. Depuis ce temps-là deux hématuries. Tumeur du rein gauche, comme tête d'enfant.

Le 27 septembre 1890, laparotomie. Incision commençant au niveau de la ligne axillaire médiane près du bord costal et se dirigeant obliquement en bas et en avant sur la tumeur. Néphrectomie. Guérison. Sorti le 15 octobre 1890.

En 1891, récidive, mort le 14 avril 1891. On a constaté avant la mort une tumeur proéminente de la paroi thoracique droite. Point de départ dans le bassinet.

Tumeur ovalaire, bien distincte du rein, mais dans un endroit adhérente au bassinet qu'il remplit presque totalement par un prolongement de trois tiers de centim.

La substance rénale forme comme une capsule autour de la tumeur. La veine rénale thrombosée par la tumeur.

Sarcome avec fibres musculaires lisses et striées.

OBS. 17. — PERTHES.

Garçon, 11 ans. Tumeur du rein droit aperçue depuis cinq mois. Urines normales. Elle s'étend du rebord costal à gauche de la ligne axillaire gauche antérieure à la crête iliaque ; tumeur dure, peu mobile.

Le 8 mai 1893, laparotomie. Incision oblique. Drainage à la gaze stérilisée. Adéno-chondro-sarcome bosselé.

Sorti guéri le 17 juin 1893.

Examen microscopique. — Sarcome formé de tissu chondroïde par places et
formation ressemblant aux glandes, mais avec des cellules sarcomateuses.

Mort le 25 août 1893, très probablement de récidive.

OBS. 18. — PERTHES.

Médecin, 50 ans. Il y a un an, hématuries fortes toutes les quatre à six
semaines, une fois avec douleurs droites intenses. Il n'y a que cinq semaines que
le malade s'est aperçu d'une tumeur. Urines sans débris de la tumeur.

Laparotomie, le 17 février 1891. Incision oblique. Néphrectomie. Pendant
l'opération la capsule de la tumeur s'est déchirée et la plaie a été contaminée par
les débris néoplasiques. Guérison. Diagnostic : sarcome à grandes cellules
par places, d'une structure alvéolaire avec une dégénérescence graisseuse (struma surrénal).

— On trouve, cinq mois et demi après, des nodules dans la cicatrice et hématurie. Extirpation des nodules (sarcome alvéolaire). Quatorze mois après l'opération, une nouvelle récidive dans la cicatrice a été extirpée le 22 avril 1892. Le
sarcome a envahi déjà le péritoine. Mort le 28 octobre 1893 par une nouvelle
récidive. Dans le dernier temps le malade a souffert de douleurs d'estomac et
vomissements noirâtres.

OBS. 19. — PERTHES.

Femme, 46 ans. Il y a cinq ans, une hématurie spontanée. Bientôt après,
tumeur droite mobile. Les urines pas d'albumine, limpides, mais sont sanguinolentes. Pas de débris. Dans les derniers temps, dyspnée. Amaigrissement.
Augmentation rapide de la tumeur.

Le 2 mai 1893, laparotomie. Incision oblique. Néphrectomie. Drainage avec
la gaze stérile.

Le 9 juin, sortie de l'hôpital avec une petite plaie granuleuse.

Tumeur bosselée, dégénérescence graisseuse. Deux kystes hémorrhagiques.
Bien délimitée, mais la limite irrégulière.

A la coupe : struma supra-rénal.

— Morte six mois après l'opération par récidive locale et multiples métastases et dégénérescence amyloïde étendue dans tous les organes.

OBS. 20. — PERTHES.

Garçon, 9 ans ; douleurs dans l'hypochondre gauche et tumeur.

Tumeur gauche, *en bas* à mi-chemin de l'ombilic et de la symphyse pubienne ;
en dedans, une paume de main à droite de la ligne médiane. Urines normales.

Laparotomie oblique le 25 juin 1890. Néphrectomie. Mort deux jours après par collapsus. *Carcinome* très mou, de telle sorte qu'il se déchira pendant l'opération.

OBS. 21. — PERTHES.

Garçon, 2 ans 9 mois. Les parents se sont aperçus d'une tumeur dans la région lombaire droite, en bas, jusqu'à l'épine iliaque antéro-supérieure; à gauche jusqu'à la ligne mamillaire.

Laparotomie, le 12 août 1893. Incision longitudinale dans la direction de la ligne axillaire antérieure.

Sarcome globo-cellulaire.

Une fistule stercorale s'est produite.

— Mort le 5 septembre 1893.

Section du côlon ascendant.

OBS. 22. — PERTHES.

Femme, 64 ans; tumeur aperçue depuis neuf mois. Pas d'hématurie. Tumeur gauche, tête d'enfant. Laparotomie le 18 mars 1890. Incision de Langenbuch au bord externe du grand droit. Carcinome calcifié au centre. Guérison.

Le 14 juin 1895, hernie abdominale, pas de récidive.

La guérison se maintient pendant cinq ans et trois mois; perdue de vue après.

OBS. 23. — ROVSING. *Archiv f. klin. Chirurgie*, 1895, XLIX, p. 407.

Femme, 45 ans. Il y a six mois, affaiblissement et un œdème dans la région malléolaire droite passagère. Reçue le 11 décembre 1890.

Il y a quatre mois, douleurs dans l'abdomen du côté droit. Il y a un mois, elle s'est aperçue d'une tumeur du côté droit. Pas d'hématurie.

Examen. — Grosse tumeur dure, lisse. Cette tumeur avait comme point de départ la région rénale droite et se laissait saisir par le palper bi-manuel et était mobile. Urines normales.

Incision lombaire parallèle à douzième côte avec une incision auxiliaire se prolongeant en bas. Une petite rupture du péritoine qui s'est produite a été suturée. Extirpation. Morte 6 heures après l'opération en collapsus.

AUTOPSIE. — Dégénérescence graisseuse du cœur, pas de métastase. Le point de départ de la tumeur était la glande surrénale et elle a envahi ensuite la partie supérieure du rein.

Examen microscopique. — Sarcome formé de grandes cellules un peu irrégulières, avec plusieurs prolongements et quelques cellules fusiformes.

OBS. 24. — ROVSING.

Femme, 45 ans, reçue le 31 janvier 1890.

Depuis trois ans, douleurs lombaires fortes et dans l'abdomen avec hématurie et mictions fréquentes qui survenaient par crises qui duraient quelques semaines avec des intervalles de même durée. Au commencement, les douleurs étaient plus fortes du côté gauche, maintenant elles sont plus fortes du côté droit. La miction se fait toutes les heures avec des douleurs fortes dans l'urèthre. Pendant et après les crises, les urines contiennent du sang liquide, des caillots vermiformes et de forme différente. De temps en temps, on trouve du sang, mais jamais de calculs. De temps en temps les urines sont tout à fait claires. La malade n'a pas maigri.

Examen. — A l'endroit du rein droit, une tumeur réniforme, arrondie. Sonorité en avant de la tumeur. Les urines contiennent du sang veineux avec des caillots vermiformes. Un caillot de 5 centim. de longueur semblait être un moulage du bassinet. Dans les urines on trouve au microscope des globules de sang, des globules blancs en moindre quantité et un peu d'épithélium rénal et des cylindres. Pas de microbes.

Le 6 février 1890. Néphrectomie. Section lombaire oblique.

Le 7. Collapsus.

Le 8. Vomissements fréquents. Mort par l'entrée des matières vomies dans la trachée.

AUTOPSIE. — Métastase sarcomateuse dans la plèvre et les poumons.

Examen microscopique. — Sarcome à cellules fusiformes.

OBS. 25. — ROVSING.

Femme, 42 ans, reçue le 20 mai 1892.

Depuis deux ans, douleurs vagues dans la région lombaire droite, principalement le soir, qui disparaissaient par le repos au lit. Les urines normales jusqu'au mois de décembre 1891, quand la malade a été prise par des douleurs très fortes lombaires, s'irradiant vers les fémurs et la vulve ; quelques jours après, une très forte hématurie avec ténesme vésical. Pas de sable, ni graviers. Depuis ce temps-là, elle avait presque chaque jour et la nuit une ou deux crises de douleurs, mais sans hématurie. Pas d'œdème. Amaigrissement. Urines normales.

Examen. — Dans la région rénale droite, une tumeur bosselée, dure, très douloureuse à la pression, ballottante. Fièvre 38°. Urines : pas de sucre, ni albumine, pas de bactéries. Un peu de leucocytes, beaucoup de cristaux d'acide urique et d'oxalate de chaux.

Les douleurs continuelles très fortes nécessitent l'injection de morphine.

Diagnostic. — Hésitant entre une tumeur et un calcul.

Le 27 février. Incision lombaire modo Morris avec une incision complémentaire le long de la masse sacro-lombaire. Morte, deux heures après l'opération.

AUTOPSIE. — Rein droit extirpé, poids : 490 gr., envahi presque en totalité par un tissu sarcomateux à cellules fusiformes avec quelques cellules rondes. Généralisation dans le grand épiploon, péritoine, les ovaires, utérus et les deux plèvres.

OBS. 26. — ROVSING.

Homme, 59 ans ; en janvier 1893, hématurie spontanée sans douleurs qui persistait plusieurs mois quoique le malade gardât le lit jusqu'au mois d'avril.

Une crise de douleurs fortes dans la région rénale droite après une promenade au mois d'avril. Plus tard, quelques hématuries après fatigue.

Examen. — Cachexie. Pôle inférieur du rein droit palpable. Examen de la vessie négatif. Urines acides, uniformément teintées par le sang.

Par la centrifugation : cellules fusiformes.

Examen urétéroscopique n'a pas réussi.

Le 27 juin 1893. Incision oblique droite. Néphrectomie.

Examen de la tumeur. — Sarcome fusiforme primitif du rein.

Guérison jusqu'au 15 septembre 1895, date de l'apparition du livre.

— Bien jusqu'au 4 février 1897, quand récidive dans la cicatrice. Excision de la cicatrice. Réunion, pas de récidive dans les ganglions lombaires. Communication écrite de l'auteur.

OBS. 27. — ROVSING. COMMUNICATION ÉCRITE DE L'AUTEUR.

Homme, 55 ans. Sarcome énorme du rein gauche. Extirpation lombo-péritonéale.

Mort 10 heures après d'embolie au cœur.

OBS. 28. — ROVSING.

Fille 2 ans et demi. Sarcome énorme du rein gauche. Extirpation le 30 septembre 1895. Résultat immédiat satisfaisant.

Mort de récidive rétro-péritonéale et métastase le 5 novembre 1895.

OBS. 29. — ROVSING.

Garçon, 11 mois. Sarcome énorme du rein gauche. Extirpation 13 mai 1896. Réunion per primam.

Mort de récidive lombaire après neuf mois.

OBS. 30. — ROVSING.

Femme, 36 ans. Sarcome énorme (grandeur d'une tête d'homme) du rein droit. Extirpation par la laparotomie, le 17 juin 1896.

Bien portante, sans récidive deux ans quatre mois après.

OBS. 31. — ROVSING.

Garçon, 8 mois. Sarcome énorme (850 grammes) du rein gauche. Extirpation lombo-péritonéale le 3 juillet 1896.

Encore tout à fait bien portant sans trace de récidive après deux ans trois mois.

OBS. 32. — ROVSING.

Homme, 59 ans. Carcinome du rein droit. Extirpation le 18 septembre 1896.

Mort de récidive lombaire le 11 janvier 1897, quatre mois après.

OBS. 33. — ROVSING.

Madame K..., 43 ans. Sarcome du pôle inférieur du rein droit. Extirpation le 30 avril 1897.

Bien portant, sans trace de récidive un an et cinq mois après.

OBS. 34. — ROVSING.

Mademoiselle J..., 59 ans. Cancer colloïde du rein droit. Extirpation par laparotomie le 8 octobre 1897.

Mort de métastases cinq mois après l'opération.

OBS. 35. — ROVSING.

Homme, 52 ans. Sarcome du rein gauche. Extirpation le 5 juin 1898.
Bien portant sans récidive quatre mois après.

OBS. 36. — ROVSING.

Fille, 14 mois. Sarcome énorme du rein droit. Extirpation le 27 août 1898.
Bien portant après un an et six mois.

OBS. 37. — ROVSING.

Homme, 30 ans. Sarcome du rein gauche. Extirpation le 29 septembre 1898.
Résultat immédiat bon.

OBS. 38. — *Sarcome du rein, néphrectomie transpéritonéale. Avantages de la position de Trendelenburg dans le diagnostic de certaines tumeurs abdominales. Annales de la Soc. belge de chirurgie*, janvier 1898, in *Ann. génito-urin.*, Paris, septembre 1898, p. 990.

Femme 52 ans. Aucun antécédent héréditaire ou personnel. Il y a six semaines la malade s'est aperçue d'une tumeur dans la fosse iliaque droite; aucun trouble urinaire; urines toujours normales.

Tumeur dure, bosselée, très mobile, de volume d'une tête d'enfant remplissant le cul-de-sac de Douglas, faisant saillie au-devant du pubis et déterminant un certain degré de prolapsus utérin.

Diagnostic. — Tumeur solide de l'ovaire droit.

7 juillet 1897. *Opération.* — Position de Trendelenburg. La tumeur se déplace et va se loger sous les fausses côtes.

Le toucher vaginal, pratiqué à ce moment, fait constater l'absence complète de tumeur dans le petit bassin, et le palper bimanuel fait découvrir que la tumeur dépend du rein droit.

Néphrectomie transpéritonéale sans aucun incident opératoire.

Examen microscopique. — Sarcome.

Guérison.

OBS. 39. — *Sarcome du rein chez un enfant de 13 mois. Néphrectomie. Guérison.* BRANDT. *Norsk Mag. f. Laeg. Kristiania*, 1894, 4 R. IX, p. 1.

Garçon, 13 mois. La mère s'est aperçue d'une tumeur sous-cutanée du ventre, de la grosseur d'une noisette, depuis 8 jours; entré à l'hôpital le 21 août 1892.

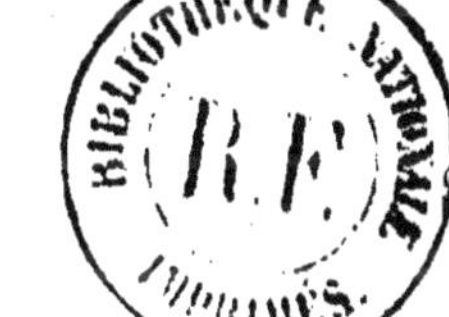

H.   7

Le ventre est augmenté de volume. Tumeur solide, ronde, lisse, remplissant les 2/3 du ventre, surtout à droite. Elle s'étend en haut sous le foie, en bas jusqu'à la fosse iliaque droite et de la région lombaire droite jusqu'à la ligne mamillaire gauche. Matité à la percussion.

Sur le côté droit de l'ombilic, une petite tumeur observée par la mère et qui fait saillie sur la grande tumeur. Toute la tumeur suit les mouvements de la respiration. Sous le chloroforme on peut palper le bord normal du foie et on ne peut pas trouver le rein droit. La tumeur est extrêmement mobile d'un côté à l'autre. Pas de ganglions. Pas de varicocèle. Urines normales.

Le 15 août 1893, *opération*. Incision de la 11e côte dans la ligne mamillaire, jusqu'au milieu de l'ombilic et la symphyse pubienne. Ouverture du péritoine. Néphrectomie ; tumeur, grosse comme deux poings, ovale, 630 gr.

Examen microscopique. — Sarcome à cellules fusiformes.

Le garçon a été bien portant jusqu'au mois de janvier, quand il a commencé à tousser.

Dyspnée. Mort le 2 février 1894.

Le poumon droit était rempli d'une tumeur médullaire de couleur grise. Au sommet gauche une tumeur de la grosseur d'une noix. Pas de métastase dans les ganglions rétro-péritonéaux.

Obs. 40. — *Sarcome du rein. Néphrectomie. Guérison.* RAMM. *Norsk. Mag. f. Laegevidensk.* Kristiania, 1896, 4. R. XI, p. 1020.

Garçon, 2 ans, entré à l'hôpital le 1er juin 1896. Son père s'est aperçu, il y a un an, d'une augmentation de volume du ventre. Diarrhée. Urine plus abondante qu'auparavant.

Le 1er janvier 1896. Tumeur du côté droit, non douloureuse. Amaigrissement, mais il continuait à jouer. Urine n'a pas été sanglante.

État présent. — Le ventre, gros dans sa moitié droite, présente des veines superficielles, dilatées. Sonorité à gauche et un peu à droite de la ligne blanche. Matité dans la région occupée par la tumeur s'étendant jusqu'à la région lombaire. Zone sonore, en haut, largeur 3 travers de doigt, en bas la matité s'étend jusqu'à la symphyse pubienne. Tumeur classique, tendue, lisse, lobulée, immobile, excepté qu'un doigt dans le rectum peut la pousser en haut. Consistance égale, pas douloureuse.

Il pisse au lit avec des intervalles d'une demi-heure, jour et nuit. Impossible de recevoir une quantité d'urine plus grande. Pas de pus, pas d'albumine, pas de sang.

Sarcome du rein droit.

Opération, le 7 juin 1896. — L'incision est faite sur le bord externe du grand droit avec une incision transversale, car il était impossible d'extirper la tumeur, le côlon ascendant était en dedans et en arrière de la tumeur. La tumeur était facilement séparable. Néphrectomie. Le péritoine a été fermé. Guérison. L'enfant a engraissé.

Examen microscopique. — Sarcome à cellules rondes.

OBS. 41. — *Néoplasme du rein. Extirpation par la voie para-péritonéale. Guérison*. BÉRARD. *Mém. de la Soc. des sc. méd. Lyon*, mai 1895, p. 115.

Malade porteur d'une tumeur du rein droit, dont l'évolution semble avoir débuté il y a deux ans, à la suite d'un traumatisme ayant déterminé une contusion du rein (douleurs lombaires irradiées le long de l'uretère et jusque dans le membre inférieur correspondant, hématuries spontanées immédiates, puis revenant à intervalles de deux à dix jours sans cause apparente pendant un mois et demi).

Depuis, perte de forces, hématuries abondantes revenant sans cause et en dehors de tout effort et de tout mouvement, sans autres troubles de la miction qui s'effectuait facilement, peut-être avec une fréquence plus exagérée pendant la nuit.

Il entre à l'hôpital pour ces hématuries.

Examen. — Dans le flanc droit on sent une masse du volume d'une tête d'enfant, possédant tous les caractères d'une tumeur rénale. Pas de douleurs à la pression. Urines sanglantes. Pas de varicocèle. Néphrectomie parapéritonéale par M. Rollet, incision de Trélat-Poncet. Néphrectomie sous-capsulaire.

L'examen de la tumeur montre un gros encéphaloïde ayant débuté probablement dans la substance médullaire avec refoulement de la substance corticale qui a presque disparu dans beaucoup de points. Un prolongement ayant fait infraction à l'intérieur du bassinet remplit presque complètement sa cavité distendue et se prolonge jusque dans l'uretère.

Examen microscopique. — Epithélioma cylindrique. Guérison.

OBS. 42. — ASKANAZY. (*Beit. f. path. anat. v. Ziegler*. Bd XIV, 1893, p. 33. Opération par le professeur SCHNEIDER.

Homme, 54 ans, pâle, s'est aperçu d'une tumeur rénale gauche étant encore enfant. Pendant son service militaire, la tumeur a disparu. Il y a un an, hématurie progressive. Trois mois plus tard une tumeur rénale gauche.

Examen. — Grosse tumeur gauche bosselée. Dans les derniers jours avant l'opération, l'hématurie n'était pas constante et les urines étaient quelquefois claires sans albumine ni débris néoplasiques.

Le 19 février 1892. Incision oblique de Bergmann avec une incision complémentaire. Pendant l'opération le péritoine s'est déchiré. Suture du péritoine. Néphrectomie.

Examen de la tumeur, rein gauche presque dans toute son étendue envahie par la tumeur. La muqueuse du bassinet est normale, mais les veines du rein et de la tumeur étaient thrombosées par le néoplasme.

Diagnostic histologique. — Struma supra-renalis de Grawitz hétérotopique avec pigment glycogénique et foyers hémorrhagiques.

Cinq semaines après l'opération on a trouvé de la récidive dans la cicatrice confirmée par le microscope et qui augmentait. Métastase au fémur droit, main gauche, au cou. Cystite purulente et bronchite purulente.

Mort le 10 juin 1892, c'est-à-dire 4 mois après l'opération et 16 mois après première opération.

AUTOPSIE. — Métastase dans le myocarde, poumon, diaphragme, rein droit, foie et une récidive locale dans la région du rein gauche.

OBS. 43. — DRISSEN. *Beitrüge sur path. anat. v. Ziegler.* Bd. XII, 1893, p. 102.

Femme, 34 ans. Depuis 6 ans gonflement et légère douleur de l'abdomen à droite. Dans les derniers mois, douleurs vives dans la région du rein droit.

Examen. — Tumeur droite dure, bosselée, tête d'homme, mobile. Urines normales.

Laparotomie. Néphrectomie à droite. Mort par hémorrhagie, une heure après l'opération.

AUTOPSIE. — Le rein gauche était uni au rein extirpé du côté droit par un pédicule gros comme deux doigts. Il y avait donc un cas de rein en forme de fer à cheval. On a trouvé une tumeur grosse comme le poing, sessile à ce pédicule réunissant les deux reins.

L'examen microscopique a montré que les deux tumeurs étaient formées des endothéliums ressemblant aux endothéliums trouvés par l'auteur dans des os et renfermaient beaucoup de glycogène.

OBS. 44. — *Sarcome du rein chez les enfants.* STEELE. *Med. and surg. Phila.* 1896, LXXIV, p. 136.

Garçon, 6 mois, entré le 13 novembre 1893. Il y a 4 mois, il est tombé de son berceau. Aucun symptôme particulier à noter. Un mois et demi après, on lui remarque une tumeur dans la région lombaire gauche, de la grosseur d'une orange, qui depuis a augmenté rapidement.

Examen. — Tumeur région lombaire gauche ovoïde, irrégulière, s'étendant au delà de la ligne médiane, mate à la percussion, mobile, légèrement adhérente. Côlon légèrement déplacé à droite. Urines normales.

Diagnostic. — Sarcome du rein gauche.

Néphrectomie. Incision latéro-abdominale de la dernière côte passant sur la tumeur jusque sur la symphyse. Tumeur unie, régulière des vaisseaux fortement marqués. Adhérence.

Côlon descendant déplacé vers la ligne médiane.

Guérison. Tumeur 7 livres, soit 1/3 du poids de l'enfant, développée dans le 1/3 inférieur du rein. Consistance uniforme.

Examen microscopique. — Sarcome à petites cellules rondes, quelques-unes pigmentées ayant le caractère de mélano-sarcome.

— En décembre 1895, le malade est encore en bonne santé.

OBS. 45. — STEELE.

Fillette, 3 ans 8 mois ; douleurs subites dans la région abdominale droite. Nausées, vomissements, constipation.

Diagnostic. — Appendicite par un médecin.

Six semaines avant cette attaque, la mère avait remarqué une distension de l'abdomen.

Examen. — Janvier 1897. Tumeur dans le côté droit de l'abdomen, unie, ovoïde, distinctement fluctuante, s'étendant en arrière dans la région lombaire. Côlon ascendant déplacé de la ligne médiane. Veines superficielles, tumeur mate, mobile, fluctuante. Urines normales. Diagnostic : Sarcome du rein.

Néphrectomie. Incision transpéritonéale de Langenbuch. Côlon ascendant adhérent, tumeur énucléée facilement avec les doigts. Guérison.

Examen microscopique. — Sarcome à cellules fusiformes semble avoir l'organe dans la partie supérieure du rein.

OBS. 46. — *Sarcome du rein. Néphrectomie. Guérison.* R. ABBÉ. Communication écrite de l'auteur.

Garçon, 8 mois, entre avec une grosse tumeur du rein gauche.

Incision préférée par le Dr Abbé : incision transversale de l'ombilic à la région lombaire.

Position de Trendelenburg.

Néphrectomie totale. Guérison, sans aucune réaction fébrile.

Examen histologique. — Sarcome fuso-cellulaire.

La substance rénale était groupée en deux masses. La capsule fibreuse enveloppait le tout. Des îlots de tissu rénal furent trouvés en différents endroits de la périphérie de la tumeur. Le siège primitif de la tumeur a dû être dans le tissu cellulaire du parenchyme.

OBS. 47. — *Extirpation d'un myxosarcome.* BROKAW. *Med. New Phila.*, 1891, LVIII, p. 313.

Garçon, 3 ans et 8 mois. Examiné en novembre 1890. Depuis le mois de juin 1890, douleurs et malaises du côté droit de l'abdomen.

Examen. — Tumeur remplit toute la région lombaire droite, s'étendant de 3 centim. au-dessus des épines iliaques antéro-supérieures jusqu'au bord libre du foie, et jusqu'au muscle grand droit gauche. Sensation presque fluctuante. Urines normales.

Opération. — Incision transverse de 15 centim. sur le bord du carré des lombes jusqu'à mi-chemin entre la dernière côte et la crête iliaque. Tumeur facilement exposée. Coloration jaune avec forts vaisseaux à la surface. On essaie de séparer la tumeur du côlon ascendant sans entrer dans la cavité péritonéale, on ne réussit pas et on produit une déchirure de 12 centim. Fortes adhérences tout autour de la tumeur qui en font l'énucléation très difficile.

La capsule est ouverte en séparant une adhérence, et son contenu gélatineux s'échappe dans l'abdomen. A la hâte, les autres adhérences sont rompues, ligature séparée de l'uretère et des vaisseaux. Lavage de la cavité abdominale. Suture du péritoine au catgut. Guérison.

Deux mois après l'opération, bonne santé; mais 10 jours plus tard, troubles gastriques qui font penser à une récidive.

L'enfant meurt le 2 février 1891, avec une tumeur du foie et de l'estomac, dont le volume était à peu près égal à la tumeur pédiculée du rein.

Obs. 48. — *Adénome papillaire du rein*. Biggs H. M. *Med. Rev. New-York*, 1891, 18 juillet, p. 80. Présentation d'une pièce à la Société de New-York. Séance du 11 mars 1891.

Homme, 07 ans, opéré d'une tumeur rénale.

Néphrectomie. Examen microscopique : adénome papillaire du rein.

L'histoire clinique du malade avait confirmé le diagnostic d'adénome.

— Malade encore vivant et en très bonne santé, deux ans après l'opération.

Obs. 49. — *Néphrectomie pour adéno-carcinome du rein gauche*. Lange F. *Ann. Surg. Philadelphie*, 1893, XVIII, p. 35.

Homme, 39 ans, très bonne santé jusqu'en août 1892. Début des douleurs dans la région rénale gauche, s'irradiant vers le pubis. Commencement de décembre, hématuries très abondantes et fréquentes. Il perd 22 livres en 2 mois.

Examen, février 1893. — Pas de tumeur à la palpation. Matité partie inférieure du thorax, côté gauche, mais impossible de distinguer si elle est due à la rate ou au rein.

Examen cystoscopique. — Du sang s'échappe par l'uretère gauche, tandis que de l'urine claire s'écoule par l'uretère droit.

Le 13 février 1893. Néphrectomie. Tumeur a pris naissance au pôle supérieur du rein pour se développer vers le diaphragme ; en dépit de la résection de la dernière côte, énucléation très difficile, à cause de fortes adhérences qui fixent complètement la capsule et qui font qu'il est impossible d'enlever cette dernière.

Guérison.

12 avril. Le patient a regagné, les hémorrhagies ont cessé.

Tumeur de la grosseur d'une petite tête d'enfant, plutôt molle, fortement vasculaire. Ramollissement marqué en plusieurs endroits.

Examen microscopique. — Éléments épithéliaux en disposition tubulaire.

Obs. 50. — *Néphrectomie pour tumeur maligne* Malcoolm. *Brith. Med. J. Lond.*, 1894, fév. 3, p. 270.

Fillette, 22 mois : à un an on remarque que l'abdomen est gros, et à 18 mois une masse distincte dans le côté droit. Elle forme une tumeur élastique, ovale, bien définie, indolore ; elle descend jusqu'au bassin et s'étend jusqu'à l'autre côté de la ligne médiane.

Urines normales.

Le 18 novembre 1892. Ouverture de l'abdomen dans la ligne semi-lunaire droite. La tumeur est enlevée par une incision du péritoine en dehors du côlon ascendant qui passe en avant de la tumeur. Capsule propre du rein enlevée avec grand soin, de même que quelques ganglions qui entouraient le pédicule.

Fixation de l'uretère à la plaie abdominale.

On examine l'autre rein qui paraît normal.

Guérison.

Examen de la pièce : moitié postérieure de la substance rénale semble normale. Partie antérieure occupée par la masse néoplasique.

Diagnostic : adénome malin séparé du rein par une capsule fibreuse, dense. Pas de métastase dans les ganglions enlevés.

— Un an après, la malade est examinée, on ne trouve rien d'anormal.

En janvier 1894, enfant toujours en bonne santé. 14 mois de survie.

Obs. 51. — *Gros sarcome du rein.* MALCOOLM. *Transac. path. Soc. Lond.,* XLVII, p. 119, 1896.

Jeune fille, 19 ans. Deux ans avant son admission à l'hôpital, la malade est subitement saisie de douleur dans l'abdomen qui la force à lâcher son ouvrage. Hématurie copieuse suivie quelques heures après de cessation de douleurs. Les attaques de douleurs et hématuries continuent pendant dix jours ; après quoi elles cessent. Un médecin appelé sent quelque chose dans l'abdomen. Pendant les deux années suivantes, 4 à 5 attaques identiques d'hématuries et douleurs. L'abdomen a augmenté graduellement.

Examen : dans le côté gauche de l'abdomen, grosse tumeur s'étendant en bas jusqu'au pubis et jusqu'à la ligne semi-lunaire du côté opposé, absolument mobile, *résonance en arrière,* masse intestinale en avant. L'examen de l'urine ne montre pas trace de sang ni de cellules malignes, une fois seulement il décela la présence d'albumine.

Opération, en juin 1894. — Incision abdominale sur la ligne semi-lunaire. Côlon descendant est *en dehors* et *en arrière* de la tumeur. Quelques tissus lâches et des ganglions furent enlevés sur le côté gauche de la tumeur.

Néphrectomie.

Guérison jusqu'au 15 octobre 1894, quand, grosse masse solide dans l'abdomen s'étendant d'un côté à l'autre avec une masse moins définie rétro-utérine rattachée à la masse abdominale supérieure. Ganglions hypertrophiés dans le creux sus-claviculaire gauche. La malade morte de cachexie en novembre 1894.

AUTOPSIE. — Dans le bassin on trouve un liquide noir, épais, consistant en tissu dégénéré et du sang. Néoplasme de la grosseur de deux poings attaché au grand épiploon et pendant dans le bassin tout à fait fluctuant, en partie hématique.

Grosse masse molle, rétrocœlique, s'étendant dans la fosse iliaque droite. Cul-de-sac de Douglas rempli par des masses néoplasiques, ganglions de l'épine dorsale hypertrophiés. Rien dans le médiastin, rien dans la plèvre.

Deux ganglions hypertrophiés derrière le muscle sterno-mastoïdien.

Rein droit : surface couverte de petits abcès multiples. Bassinet et calices fortement dilatés et remplis de muco-pus. Consistance ferme de petits abcès dans les pyramides avec trace de suppuration dans la partie corticale. Calcul pyriforme du bassinet. Deux centim. longueur, un centim. et demi largeur, noyau recouvert d'une couche phosphatique.

Examen microscopique : sarcome à cellules rondes et ovales en dégénérescence.

OBS. 52. — *Sur la chirurgie rénale.* HANS SCHMID. *Münchener Wochenschrift,* 1892, p. 254.

Fillette, 6 mois. Etat général bon.

Grosse tumeur gauche depuis pas longtemps aperçue, du rebord des côtes en haut, à la symphyse en bas, en dedans jusqu'à la ligne médiane.

Le diaphragme est repoussé en haut, tumeur ronde, tête d'enfant. Entre l'ombilic et le bord médian de la tumeur on sent un cordon, qui a été reconnu pendant l'opération être le côlon descendant.

On n'a pas pu faire le diagnostic de ce cordon en avant de la tumeur, et par cela diagnostic hésitant entre tumeur de la rate et rein.

Le 31 juillet : laparotomie. Incision de deux travers de doigt à gauche de la ligne médiane. Néphrectomie.

Tout le rein gauche transformé en sarcome, mou ; il ne reste qu'une couche de 5 à 8 millim. dans le pôle inférieur de la substance rénale.

— Dix-neuf mois après l'opération, l'état de guérison persiste.

Bien portante le 17 juillet 1893, (3 ans de survie) : lettre privée de l'auteur à Döderlein (in tableau de Döderlein).

OBS. 53. — HANS SCHMID. *Centralb. f. Chirurg.,* n° 31, 1893.

Fillette, 8 ans. Depuis plusieurs mois, amaigrissement. Depuis sept semaines, tumeur aperçue qui augmentait avec douleurs du ventre. Le médecin qui l'a vue a diagnostiqué un kyste hydatique du foie et il a envoyé l'enfant à l'hôpital.

Examen : grosse tumeur droite qui dépasse la ligne médiane. Pas de fluctuation. Pas d'albumine.

Le 16 janvier 1892, laparotomie. Incision sur le bord externe du grand droit jusqu'au-dessus du ligament de Poupart. Néphrectomie : mort par shock.

Au microscope : la tumeur est composée de follicules glandulaires revêtus par de l'épithélium cubique et cylindrique (adénome) ; mais l'épithélium prolifère si fortement qu'il a percé la capsule et se continue dans le tissu conjonctif (carcinome) ; mais par places le stroma conjonctif est très développé (sarcome aux cellules fusiformes) ; en somme, diagnostic : adéno-carcinome, sarcomatodes.

Obs. 54. — *Cancer du rein droit. Néphrectomie.* SWIFT. *Guérison. Boston M. and S. J.*, 1896, p. 384.

Homme 47 ans ; au printemps 1893 il commence à avoir des sueurs nocturnes et remarque une grosseur dans le côté droit de l'abdomen.

Vu en juin 1893. Le malade est anémique et il ne présente aucun autre symptôme, excepté une tumeur dans le côté droit de l'abdomen, à peu près du volume d'une petite noix de coco au-dessous des côtes et s'étendant en arrière dans la région lombaire. Tumeur légèrement mobile et un peu sensible à la pression. Le malade se plaint de malaise dans la région de la tumeur sans douleurs aiguës. Il ne peut se coucher sur le côté gauche. Mictions fréquentes et peu à la fois. Tiraillements marqués dans les deux testicules et parfois un peu de douleur dans le testicule droit.

Urines normales comme quantités, mais contenant une petite quantité d'urée. Pas d'albumine ni de dépôt anormal.

Opération, le 13 septembre 1893. — Incision sur le niveau de la tumeur à 8 cent. de la ligne médiane. La tumeur apparaît immédiatement. Elle paraît contenir du liquide et la ponction montre qu'elle est solide. Enucléation facile. On trouve que la tumeur vient de la partie inférieure du rein droit. Rein et tumeur enlevés. Uretère fut lié à son extrémité libre, touché à l'acide carbolique concentré. Vaisseaux suturés à la soie. Plaie abdominale cousue par étage au catgut. L'opération a été faite aseptiquement, n'employant de solution antiseptique que pour laver la peau du malade et les mains de l'opérateur.

Convalescence parfaite, et il quitte l'hôpital le vingt-troisième jour.

La tumeur était aussi grosse qu'une noix de coco de moyenne grosseur.

Examen microscopique : carcinome.

Après l'opération le malade gagne immédiatement et il est maintetenant, deux ans après l'opération, d'une santé parfaite.

— Le malade a été parfaitement bien jusqu'à l'hiver 1896. Récidive dans le côté droit avec envahissement des ganglions mésentériques.

Mort d'épuisement le 22 février : 3 ans et 5 mois de l'opération Communication écrite de l'auteur.

Obs. 55. — *Therapeutic Gaz.*, 1892, 15 février. B. WERNER. *Centralblatt für Chirurg.*, 1893, n° 16, p. 360.

Fillette, 2 ans. Depuis 4 mois, tumeur gauche.

Néphrectomie abdominale.

Sarcome. Guérison.

Obs. 56. — *Adéno-carcinome primitif du rein droit mobile. Néphrectomie transpéritonéale.* BELLATI. *Arch. prov. de chirurgie*, 1er avril 1896, p. 216.

Femme âgée de 44 ans.

Au printemps 1893, sans aucune cause, elle eut une première hématurie qui dura huit jours environ et qui fut suivie, à des périodes irrégulières, d'autres hématuries apparaissant et disparaissant brusquement, sans être en rien influencées ni par les fatigues ni par le repos.

En juin 1894, elle s'aperçut d'une tumeur dans le ventre.

A l'examen, le ventre apparaît très proéminent au niveau de l'hypochondre et du flanc droit. Au palper on constate une tumeur qui suit les mouvements respiratoires. Mobile. La main peut être introduite entre l'arc costal et la partie supérieure de la tumeur. Bien limitée, arrondie, lisse, de la grosseur d'une tête de fœtus ; elle est complètement indolore. Mate sur toute sa surface ; matité incomplète en bas et en avant. Examen de la vessie négatif. Urines normales.

Diagnostic. — Tumeur maligne du rein.

Opération, le 10 juillet 1894. — Incision de Langenbuch ; néphrectomie, guérison.

Revue en 1895 ; elle était en bonne santé.

Examen de la tumeur. — Rein augmenté de volume. Incisé sur son bord externe ; on observe que la substance rénale est en très grande partie remplacée par un tissu qui présente d'amples cavités anfractueuses, séparées par des nombreuses cloisons contenant une substance qui se désagrège facilement.

La portion médiane du rein est envahie par le néoplasme respectant les pôles supérieur et inférieur.

Examen microscopique. — Montre un épithélioma du rein à point de départ dans les canalicules rénaux, probablement dans les canalicules contournés.

— Revue bien portante, le 10 octobre 1898 : 4 ans et 3 mois de survie. Communication écrite de l'auteur.

OBS. 57. — *Adénome hémorrhagique du rein. Néphrectomie. Péritonite. Grattage de l'intestin. Guérison.* TÉMOIN (de Bourges). *Arch. provin. de chirurgie*, octobre 1893, p. 592.

Femme âgée de 44 ans. *Il y a 15 ans*, sans avoir jamais eu de douleur, *elle urine du sang*, tantôt par intermittences, tantôt d'une façon continue ; tantôt le sang est presque pur, tantôt il est mélangé aux urines ; quelquefois ces dernières sont absolument limpides.

Au mois de novembre 1892, elle s'aperçoit que son côté droit devient lourd. Pas de douleurs ; rein augmenté de volume. On pense à un rein flottant.

Trois mois après, tumeur énorme remplissant tout l'hypochondre droit, dépassant la ligne médiane et faisant du côté gauche une saillie du volume d'une orange. Pas de gêne de sonorité à la partie antérieure de la tumeur, dure, non fluctuante, non douloureuse au toucher. Amaigrissement considérable, teint jaune caractérisque, les hématuries sont constantes depuis deux mois.

Néphrectomie transpéritonéale le 10 mars 1893.

Après l'opération, les hématuries ont cessé ; le huitième jour, la plaie est cicatrisée ; mais le onzième jour de l'opération, pendant une crise violente d'asthme, la cicatrice se désunit et l'intestin sort dans le pansement. On ne s'en aperçoit que

20 heures après la sortie de l'intestin quand on trouve une masse énorme d'intestin recouvert de fausses membranes. Toute la cavité péritonéale est remplie d'une masse gélatineuse et de fausses membranes. L'intestin est déroulé et gratté avec la curette tranchante, puis réduit. Lavage de la cavité péritonéale et de l'intestin à l'eau chaude.

Cinq mois après l'opération, la malade se porte très bien.

Examen de la pièce. — Le rein a complètement perdu sa forme ; la tumeur totale pèse 2 kilog. 150 gr. et à la coupe elle a l'apparence d'un carcinome.

Examen microscopique (PILLIET). — Adénome hémorrhagique du rein.

— En février 1894, la malade se sent mal à l'aise, troubles digestifs. Bientôt apparaissent dans l'abdomen des tumeurs multiples, surtout du côté droit. Meurt de cachexie au commencement d'avril 1894. En tout 11 mois après l'opération. Communication écrite de l'auteur.

OBS. 58. — *Sarcome du rein chez un enfant de 19 mois. Néphrectomie.* CHARON. *Ann. de la Soc. belge de chirur.*, 1897, nᵒˢ 1 et 2, p. 43. Bruxelles.

Garçon, 19 mois. La tumeur abdominale dont il était porteur datait de six mois ; elle faisait principalement saillie sous les côtes gauches, consistance pas uniforme : dure en certains points, fausse fluctuation en d'autres.

En bas elle s'étendait jusqu'à 8 centim. au-dessous de l'ombilic ; inférieurement et surtout vers la gauche, elle présentait un bord tranchant qui faisait songer à une hypertrophie de la rate.

Un mois après, saillie plus considérable et semblait plus ramollie, les veines sous-cutanées dilatées. Urines : ni sang ni albumine.

Opération, le 15 avril. — Laparotomie sur la ligne médiane. Tumeur bosselée, volumineuse, occupant tout le côté gauche de l'abdomen : c'était le rein dégénéré en sarcome. L'uretère dilaté à sa partie supérieure par un champignon sarcomateux qui bouchait presque complètement la lumière de ce conduit.

Néphrectomie. L'extirpation fut laborieuse ; à cause de l'énorme volume de la tumeur et surtout des adhérences nombreuses qu'elle avait contractées dans une grande partie de son étendue avec le péritoine pariétal. Mort vers 8 heures du matin de shock, ayant eu le soir 38°.

L'AUTOPSIE ne révéla rien qui pût expliquer la mort.

La tumeur pèse 875 grammes, très molle en certaines parties, plus dure en d'autres ; il semble qu'elle soit fluctuante vers la partie supérieure ; elle est coiffée à l'une de ses extrémités par une sorte de champignon arrondi et aplati, qui n'est autre que la capsule surrénale ayant subi la dégénérescence sarcomateuse ; la partie de l'uretère restée dans le pédicule présente un renflement formé par une embolie sarcomateuse, qui bouche la lumière du conduit.

OBS. 59. — *Hématonéphrose intermitente par épithélioma du hile du rein et du bassinet.* TUFFIER. *Bull. de la Soc. de chirurgie.*, novembre 1894, p. 775.

Homme, 65 ans, fut pris brusquement, sans cause appréciable, d'une hématurie spontanée, il y a trois mois. Cet accident persista sans interruption complète, mais avec une intensité variable, depuis cette époque.

Depuis un mois, douleurs dans le flanc droit, et c'est pendant la nuit, alors que l'hématurie était moins abondante, que le malade souffrait le plus. Dans la matinée, quand l'urine était beaucoup plus foncée, les douleurs disparaissaient. De plus, pendant que le malade était en observation, on a constaté que lorsque son hématurie diminuait, que sa tumeur augmentait de volume, absolument comme s'il y avait une rétention de sang dans le rein. Urines en quantité normale.

Dans le flanc droit, tumeur appréciable qui se perd en haut sous les fausses côtes, en bas descendant jusqu'à mi-chemin de la crête iliaque à l'ombilic, ferme, résistante, lisse, indolente à la pression, peu mobile ; sonorité en avant.

Diagnostic. — Tumeur du rein droit.

Le 5 juillet, incision très oblique parallèle à la douzième côte et à un travers de doigt au-dessous. Dégagement de la tumeur jusqu'au niveau du hile. Là on sent une induration irrégulière dont la consistance rappelle celle d'une tumeur. En haut, le rein remonte sous les fausses côtes ; il est doublé de volume. Après l'avoir isolé, on constate que la glande est violacée, amincie, nettement fluctuante, surtout de son 1/3 moyen.

Néphrotomie. — Une énorme quantité de sang noir, mélangé de quelques petits caillots, fit irruption dans le champ opératoire. Le sang venait d'une poche. Par l'exploration avec le doigt à travers l'incision on sent au niveau du bassinet une infiltration dure, néoplasique, irrégulière, du volume d'une noix, et non seulement le bassinet, mais toute la région voisine du rein est envahie.

Néphrectomie. Pince à demeure.

Le rein enlevé présente un volume double de celui du rein normal, sa surface est lobulée, le hile est déformé par une tumeur qui pénètre dans le bassinet, les calices sont distendus, le parenchyme rénal est réduit à une coque de quelques millimètres au niveau de la partie moyenne du bord convexe.

Examen microscopique. — Épithélioma.

Six semaines après, mort de broncho-pneumonie.

Autopsie. — Du côté du rein enlevé, on trouve une masse extrêmement dure fibreuse très adhérente à la fosse iliaque, ce tissu paraît fibreux et inflammatoire. Rien dans le rein gauche. *Foie :* noyaux secondaires *Poumons :* Granulations tuberculeuses caséeuses, sans cavernes aux sommets. La base est congestionnée. Un peu de dilatation bronchique.

Obs. 60. — *Adénome du rein. Néphrectomie.* KEYES. *Amer. Journ. of the med. sc.,* 1890. In *An. gén.-urin.,* 1891, p. 179.

Malade, âgé de 49 ans, fait remonter ses premiers symptômes à une année environ ; depuis lors il avait maigri, pâli et s'était affaibli graduellement jusqu'à devenir presque exsangue. Le mode de ses hématuries exclut toute localisation vésicale. En effet, la palpation lombo-abdominale, sous chloroforme, montrait une augmentation de volume du rein droit.

Ablation par la voie lombaire. Excessive adhérence du rein aux tissus environnants. Guérison.

Le rein moyennement hypertrophié était surtout très dur ; sa surface, de coloration marbrée, était inégalement bosselée.

Examen microscopique. — Adénome.

Obs. 61. — *Néphrectomie chez l'enfant.* Schmidt. *Congrès des naturalistes allemands.* Brême, 1890. In *Ann. gén. urin.*, 1891, p. 440.

Enfant, 6 mois, ordinairement bien portant, présentant dans l'hypochondre gauche une tumeur diagnostiquée par son médecin traitant comme une tumeur de la rate.

A l'examen. — Tumeur pseudo-fluctuante, des dimensions d'une tête d'enfant, située dans la moitié gauche de l'abdomen, dépassant à droite la ligne médiane, s'étendant de la cinquième côte à la crête iliaque. Peu mobile. Mate. Au-devant de la tumeur, une bande aplatie qui n'est autre que le côlon descendant.

Diagnostic. — Tumeur maligne du rein.

Laparotomie. — Néphrectomie. Guérison.

Examen microscopique de la tumeur fait par le professeur Grawitz a montré qu'il s'agissait d'un sarcome avec dégénérescence graisseuse et tendance à formation kystique. Le tissu rénal ne persistait que dans une étendue de 1 centim. à la surface de la tumeur qui n'a pas traversé la capsule.

Obs. 62. — *Cancer du rein enlevé par la voie transpéritonéale.* Bazy. *Bull. Soc. de chirurgie*, 10 nov. 1897, p. 691.

M. Bazy montre un cancer du rein enlevé le 3 novembre par la voie transpéritonéale. Il a appartenu à une dame âgée de 58 ans, souffrant depuis longtemps de troubles qu'on avait cru devoir rattacher à une ptose généralisée des viscères abdominaux.

Mois de juin 1897. Hématurie très abondante survenant la nuit sans cause appréciable. On constate un rein mobile.

Fin octobre 1897. Son médecin trouve des inégalités sur le rein et diagnostique un cancer du rein.

Opération, 4 novembre 1897. — Incision sur le bord externe du muscle droit.

Le péritoine prérénal fut ouvert en dehors du côlon ascendant qui fut rejeté en dedans.

La séparation du rein avec les parties voisines fut assez facile, sans intéresser la capsule fibreuse qui était malade. Néphrectomie. Guérison.

Obs. 63. — *Sur la structure de certaines tumeurs du rein.* Hildebrand. *Archiv f. klin. chir.*, 1894, vol. XLVII, p. 225.

Homme, 47 ans, 3 novembre 1891. Il y a huit ans (1883) on lui a fait, à cause d'hématuries rebelles, une incision exploratrice de la vessie et on a palpé un néoplasme à la paroi postérieure droite.

1885. Le malade se présente de nouveau avec des hématuries.

Examen. — Ganglions dans la région inguinale. Albuminurie. Endoscopie montre une proéminence dans la région de l'embouchure de l'uretère droit.

Le 7 novembre. Taille hypogastrique. Dans la région de l'orifice urétéral droit, une partie de la muqueuse comme une pièce d'un franc rouge et granuleuse. On voit sortir par jet, urine sanguinolente par l'uretère droit. Du côté gauche, les urines sont claires. Le rein droit augmenté de volume. Soupçon de tuberculose rénale. Suture de la plaie. Le malade sort de l'hôpital avec hématurie. Pas de bacilles.

Le 6 février. Le malade rentre à l'hôpital avec la tumeur rénale droite augmentée, grosse comme tête d'enfant immobile.

Le 9. Incision sur le bord externe de la masse sacro-lombaire et une deuxième incision perpendiculaire sur la première jusqu'à l'ombilic.

Néphrectomie. Mort par shock une demi-heure après.

Autopsie. — Dans la vessie de petits noyaux gris dans la muqueuse, c'étaient des amas de cellules lymphatiques.

Rein droit ovoïde comme tête d'adulte. Le bassinet fortement dilaté parce que la tumeur faisait une saillie dans l'uretère. Pas de traces de tissu rénal. Dans les cellules on trouve de la graisse et du glycogène. On trouve beaucoup de vaisseaux capillaires et une structure semblable aux endopérithéliomes. Ces endothéliomes ont leur point de départ dans les endothéliomes des espaces lymphatiques.

Leur structure ressemble au tissu surrénal.

Obs. 64. — *Sur la structure de certaines tumeurs du rein.* HILDEBRAND. *Arch. f. klin. chir.*, 1894, vol. XLVII, p. 225.

Femme, 39 ans.

Examen, le 20 avril 1892. — Depuis le mois d'août 1891, hématuries profuses. Un peu d'albumine des épithéliums aplatis et des leucocytes. A droite, une tumeur assez dure, pas lisse, grosse comme un poing d'adulte, mobile. Quoique les hématuries abondantes ne parlent pas en faveur de la tuberculose, on a fait ce diagnostic à cause de la présence des bacilles dans les urines et à cause de la grande mobilité de la tumeur.

Le 26 avril. Néphrectomie. Incision sur le bord externe de la masse sacro-lombaire. Guérison.

La tumeur. Bassinet non dilaté. Peu de substance rénale. Le reste est envahi par la tumeur qui, à la coupe, est hémorrhagique. Aspect gélatiniforme. Par places, parties caséeuses.

Examen microscopique. — La tumeur est séparée du rein par une capsule fibreuse. Dans les cellules on trouve de la graisse et du glycogène. On trouve beaucoup de vaisseaux capillaires et une structure semblable aux endo et périthéliomes. Ces endothéliomes ont leur point de départ dans les périthéliomes des vaisseaux et dans les endothéliomes des espaces lymphatiques. Leur structure ressemble au tissu surrénal.

Obs. 65. — *Sur la structure de certaines tumeurs du rein.* HILDEBRAND. *Archiv. f. klin. chir.*, 1894, vol. XLVII, p. 225.

Femme, 49 ans ; depuis 1 an, une tumeur. Amaigrissement, dyspepsie. Les douleurs quand la malade est couchée sur le côté droit.

Examen : Les urines troubles, pas d'albumine, un peu de leucocytes, beaucoup d'épithélium vésical. Du côté gauche, une tumeur très mobile, lisse, réniforme ; quand la malade se met debout, la tumeur s'abaisse jusqu'à la symphyse, sans aucune douleur.

Diagnostic probable : Rein mobile.

Le 30 septembre 1892. Incision longitudinale postérieure. Le pôle inférieur du rein très mou, on y entre avec le doigt. Néphrectomie. Guérison.

Mort 6 mois après, par pneumonie et méningite.

Examen du rein : 17 : 4 1/2 : 5. — A la coupe : 2/3 supérieurs, normale, le 1/3 inférieur du rein occupé par une tumeur très molle blanc rougeâtre.

Examen microscopique. — La tumeur est séparée du rein par une capsule fibreuse. Dans les cellules, on trouve de la graisse et du glycogène. On trouve beaucoup de vaisseaux capillaires et une structure semblable aux endo et périthéliomes. Ces endothéliomes ont leur point de départ dans les périthéliomes des vaisseaux et dans les endothéliomes des espaces lymphatiques. Leur structure ressemble au tissu surrénal.

Obs. 66. — *Histologie des tumeurs rénales provenant de la glande surrénale* LUBARSCH. *Archiv f. pathol. anatom.*, vol. 135, 1894, p. 149.

Homme, 52 ans ; hématurie spontanée en juillet 1892 pendant quelques jours. En octobre 1892, une nouvelle hématurie spontanée ; examen négatif, sauf une résistance augmentée dans la région rénale droite. Plusieurs petites hématuries. Janvier 1893, une forte hématurie et on a pu diagnostiquer une tumeur droite.

Examen, le 16 janvier 1893. — Tumeur droite, dure, bosselée, en haut se confondant avec le foie, en arrière avec le rein, en bas à moitié chemin du rebord costal et l'ombilic en dedans, dépassant un peu la ligne mammaire ; un peu mobile.

Diagnostic : Sarcome du rein droit.

Le 25 janvier 1892 : Incision lombaire. Néphrectomie. Dimension du rein : 17 : 15 : 10. Les 7 centim. inférieurs du rein envahis par une série de tumeurs rondes, molles, dissoutes. Capsule adipeuse envahie.

A la coupe, ressemblance à la glande surrénale.

Diagnostic : Struma suprarénal sarcomatodes. Réaction de glycogène très prononcée.

AUTOPSIE. — Autour du moignon rénal restant, plusieurs petits sarcomes. Embolie de l'artère pulmonaire, cause de la mort. La glande surrénale droite, normale, entourée par plusieurs noyaux surrénaux aberrants.

Obs. 67. — LUBARSCH.

Femme, 64 ans. Pendant l'hiver 1891, douleurs du côté droit s'irradiant dans la jambe droite prises pour rhumatisme.

En février 1893, un accès nocturne d'envies impérieuses avec douleurs dans la même région, suivi par une très intense hématurie qui dura quatre jours. Quatre semaines après, seconde hématurie plus forte persiste plusieurs jours. Depuis ce temps, mictions fréquentes impérieuses : 16 fois par 24 heures. Entrée à la clinique le 26 mars 1893.

Examen : Tumeur dans la région lombaire droite, mobile, comme tête d'enfant, bosselée, molle, située derrière l'intestin. Albumine, pas de sang.

Diagnostic : Sarcome du rein droit.

Le 28 mars 1893. Néphrectomie par incision de Bergmann. Pédicule long. Sarcome développé dans un rein mobile.

Anatomie pathologique. Tumeur occupe le pôle supérieur du rein. Elle a 11 centim. (lésion à 18 centim.). Diamètres de la tumeur : 11-10-4. Capsule de la tumeur assez forte l'enveloppant de tous les côtés. Glycogène.

Structure analogue à l'observation I avec envahissement des cellules néoplasiques portant microscopiquement le glycogène dans les veines comme dans l'observation I.

Mort le 4 avril 1893.

Diagnostic : Dégénérescence graisseuse du rein gauche. Glande surrénale droite normale, pas de métastases macroscopiques.

Obs. 68. — Lubarsch.

Homme, 50 ans. Il y a 7 ans, douleurs dans la région lombaire gauche après la fatigue, mais peu intense.

Il y a 3 ans, hématurie spontanée initiale. Il y a un an, hématurie totale après une fatigue durant 6 jours. Plusieurs mois après, nouvelle hématurie après fatigue. Les douleurs du côté gauche s'aggravent.

Examen, le 10 octobre 1898.— Rein gauche augmenté de volume bosselé ; la cystoscopie montre hématurie urétérale gauche.

Le 12 octobre, hématurie forte avec de fortes douleurs.

Le 15. Néphrectomie.

Le 19. Mort par collapsus.

Pas d'autopsie.

Rein : 13-9-5.

La tumeur envahit le pôle inférieur du rein. Elle est composée de 10 noyaux encapsulés, mous ; le plus grand de ces noyaux a 7-5. Le bassinet libre.

Examen microscopique : Les cellules n'ont pas le caractère des cellules rénales; elles sont anaplastiques.

Obs. 69. — *Sur la néphrectomie.* Barth. *Deutsche med. wochensch.* vol. XVIII, 1892, p. 531.

Fillette 5 ans. Il y a un an, la mère aperçut une grosseur abdominale droite. Elle prétend avoir observé une hématurie il y a un an. La tumeur augmenta rapidement, en même temps l'amaigrissemen tfait des progrès. Consistance tendue, élastique, fluctuation, la surface inégale. Tumeur mobile. Ponction exploratrice dans la région lombaire donne des traces d'un liquide sanguinolent avec des cellules rondes, en état de dégénérescence graisseuse (éléments néoplasiques).

Diagnostic. — Tumeur du rein.

Laparotomie. — Incision modo Kuster, commençant au bord externe du muscle sacro-lombaire et s'avançant entre la dernière côte et la crête iliaque jusqu'à l'ombilic. Néphrectomie. Guérison.

Tumeur comme tête d'adulte avec capsule fibreuse. Le bassinet est dilaté.

A la coupe, on distingue une masse corticale avec beaucoup de cavités et masse centrale molle, très sanguinolente. La substance corticale du néoplasme est composée d'un tissu nécrotique avec de nombreuses extravasations sanguines et la partie centrale est composée d'agglomérations de cellules autour des vaisseaux, sans aucun stroma conjonctif.

Diagnostic. — Adéno-carcinome.

OBS. 70. — *Sarcome du rein droit.* PAWLICK. *Archiv f. klin. chirurgie,* LIII. 1896, p. 571.

Femme, 28 ans. Depuis plusieurs mois, tumeur droite au-dessus du ligament de Poupart, comme un poing, douloureuse pendant la menstruation.

Examen. — A droite, au niveau de l'ombilic, tumeur solide. Diamètre 14 : 12. Assez mobile. Par insufflation on trouve le côlon du côté interne de la tumeur, qui se soulève par le côlon rempli. Par la palpation bi-manuelle, on sent au pôle supérieur de la tumeur le reste du rein.

Le cathétérisme des deux uretères donne les mêmes quantités d'urine, donc la plus grande partie du parenchyme rénal semble intacte.

Laparotomie, le 6 mai 1893, par incision à gauche de la ligne médiane s'étendant 5 centim. au-dessus et 5 centim. au-dessous de l'ombilic. Néphrectomie. Guérison.

La partie inférieure du rein envahie par une tumeur kystique, ronde comme 2 poings. Une capsule fibreuse sépare la tumeur du rein.

A la coupe : Sarcome à petites cellules fusiformes très vasculaires avec hémorrhagies, car les parois des vaisseaux ne sont formées que des endothéliums.

Décembre 1893. Bon état.

OBS. 71. — *Sarcome du rein chez un enfant* BORCHARD. Clinique chirurgicale à Kœnigsberg. *Deutsche medic. wochensch.,* 1893, p. 860.

Enfant 2 ans et demi. Depuis 8 mois, tumeur droite, amaigrissement et augmentation rapide depuis 6 semaines. Pas de douleurs. Urines normales.

Examen. — Tumeur droite du rebord costal dépassant l'ombilic de 2 centim. à

H.   8

gauche. On a pu sentir dans la profondeur du ventre, du côté médian de la tumeur, des noyaux. Ponction exploratrice donne un liquide sanguinolent avec des débris d'un tissu composé de cellules rondes.

Le 27 février 1893. Le professeur Braun fait la néphrectomie par une incision, depuis la pointe de la 11e côte jusqu'au milieu du ligament de Poupart. Une 2e incision formant un angle avec la 1re et parallèle au rebord costal. Mort quelques jours après.

La tumeur extirpée, grosse comme une tête d'enfant, lisse avec proéminence grande comme un œuf de pigeon, assez molle, rouge grisâtre. Sur son bord supérieur, on trouve un reste de rein 2 1/2 : 2 1/2 : 3/4. A la coupe, métastase dans les glandes mésentériques, dans les plèvres et dans les poumons. Pneumothorax par rupture des parties envahies par la tumeur.

Obs. 72. — WEHR. Thèse de GREIFSWALD, 1893.

Femme 53 ans, reçue mai 1893. En janvier 1893, douleurs lombaires, bientôt hématuries.

Diagnostic. — Néphrolithiase, plusieurs mois après on constate une tumeur du rein droit. A part les hématuries, il y avait des douleurs vésicales intenses qui revenaient par crises, irrégulières, avec cuisson pendant la miction.

Examen. — Tumeur depuis le rebord droit jusqu'à la crête iliaque, dure, un peu mobile.

Le 28 mai 1893, incision dans la région lombaire transpéritonéale. Néphrectomie.

Le 4 juin 1893. Mort.

AUTOPSIE : Métastase dans la plèvre gauche. La tumeur avait son point de départ dans le bassinet et occupait les 2/3 inférieurs du rein. Le rein malade avait 12 : 6 1/2 : 6. Tumeur cartilagineuse. La tumeur n'était pas séparée du reste du tissu rénal par une capsule et il y avait une transition bien nette.

Examen microscopique. — Sarcome carcinomateux, à la fois sarcomateux et carcinomateux.

Obs. 73. — *Cancer kystique dans un rein mobile.* LEGUEU. *Bull. soc. anat.,* mai 1897, p. 418.

Femme, 52 ans, a eu, quelques jours auparavant une hématurie sans cause. Aucun trouble fonctionnel.

Examen. — Tumeur dans l'abdomen, grosse comme une tête de fœtus, mobile en tous sens, mais réductible en partie dans la région lombaire. Surface régulière, tendue, rénitente, donnait l'impression d'un fibrome ou kyste ovarique. Mais l'absence de toute connexion avec les organes pelviens, la réductibilité dans l'hypochondre et l'hématurie firent porter le diagnostic : Cancer dans un rein mobile. Laparotomie transpéritonéale.

Néphrectomie : Toute la partie du rein au-dessous du hile, normale, la tumeur

occupe le reste. Elle est formée par une poche, lisse extérieurement tomenteuse et irrégulière en dedans, pleine de caillots.

Examen microscopique. — Epithélloma. Guérison.

Le long de la colonne vertébrale, il y avait des ganglions qui n'ont pas été
enlevés.

Récidive, 7 mois après.

— Mort 9 mois après l'opération. Communication orale de l'auteur.

Ons. 74. — *Sur l'extirpation des reins dans les tumeurs malignes.* — MAX
JORDAN. — *Beiträge z. klin. chirurg.*, XIV, Band 1895, 3 Heft, p. 587. Clinique chirurg. de Heidelberg du professeur CZERNY.

Garçon, 13 mois, entré le 12 mars 1890. — Il y a deux mois, les parents se
sont aperçus d'une tuméfaction solide du côté gauche de l'abdomen.

Examen. — Tumeur gauche, dure, bosselée.

Limites à droite jusqu'à l'ombilic; en bas à 2 travers de doigts du ligament
de Poupart; en haut jusqu'à la 6e côte (la tumeur a refoulé en haut le diaphragme); en arrière, elle remplit toute la région lombaire gauche. Urines
normales.

Diagnostic. — Tumeur rénale.

Le 14 mars, incision depuis la 12e côte obliquement en avant et en bas de
18 centim. de longueur. Le péritoine a été ouvert exprès (grandeur de la tumeur dans une étendue de 5 centim.).

Extirpation. — La tumeur extirpée, grosse comme une tête de nouveau-né.
Le bassinet nulle part n'a pas été percé par la tumeur.

Examen microscopique. — Adéno-sarcome.

Guérison.

Vers la fin du mois de mai, dyspnée et une fistule s'est produite dans la cicatrice. Entré de nouveau à la clinique le 20 juin.

Examen. — Matité dans la partie postérieure du poumon gauche, respiration
bronchiale. Une ponction a fourni du sang pur. — Diagnostic : métastase pulmonaire.

— Mort le 30 juin : Pas d'autopsie : 3 mois 1/2 après l'opération.

Ons. 75. — *Sur l'extirpation des reins dans les tumeurs malignes.* — MAX
JORDAN. — *Beiträge z. klin. chirurg.*, XIV, Band 1895, 3 Heft, p. 587. Clinique chirurg. de Heidelberg du professeur CZERNY.

Fillette, 3 ans, entrée le 5 novembre 1892. Il y a 10 semaines, quand la mère
s'est aperçue par hasard d'une tumeur gauche. Cette tumeur augmenta mais sans
aucune gêne. Urines normales, appétit normal, pas de douleurs, mictions normales.

Examen. — Tumeur gauche, consistance élastique. Une partie de la tumeur
est dure. Cette partie correspond probablement au rein gauche. Limites : en bas

jusqu'à la ligne interépineuse, en haut se perdant sous les côtes, en arrière jusqu'à la colonne vertébrale, en avant jusqu'à la ligne parasternale droite. Sonorité en avant de la tumeur. — Diagnostic : Cysto-sarcome de la partie supérieure du rein gauche.

Le 7 novembre. Incision de 15 centim., depuis le muscle carré des lombes jusqu'au milieu du muscle droit. On a été obligé de faire une incision du péritoine de 8 cent. de longueur. Rein droit normal, la tumeur a percé la capsule propre et l'extirpation a été très difficile. Sarcome médullaire avec perforation de la capsule en haut et métastase dans les ganglions lymphatiques.

Guérison jusqu'à l'automne 1893, quand augmentation de l'abdomen, accompagnée de douleurs survenant par accès.

Le 1er décembre 1893, entrée de nouveau à la clinique.

Examen. — Tumeur grosse comme tête d'enfant dans la partie supérieure de l'abdomen, immobile, dure, dont le point de départ était probablement les ganglions lymphatiques. Urines normales. Très bon état général. Congédiée comme inopérable.

— Mort le 14 septembre 1894, 22 mois après l'opération.

OBS. 76. — *Sur l'extirpation des reins dans les tumeurs malignes.* MAX JORDAN. *Beiträge z. klin. chirur.,* XIV, Band, 1895, 3 Heft, p. 537. Clinique chirurg. de Heidelberg du prof. CZERNY.

Homme, 46 ans. En 1886, douleurs à forme de colique néphrétique gauche.

En avril 1889, hématurie spontanée avec douleurs rénales gauches s'irradiant vers la vessie. Depuis ce temps-là, l'hématurie était presque constante, sauf quelques intervalles d'une à deux semaines. De temps en temps des caillots sanguins rendus sans douleurs. Parfois de la fièvre et frissons. En septembre 1889, cystite.

Octobre, même année, examen clinique. Urines sanguinolentes contenaient de l'albumine, beaucoup de leucocytes et des hématies. Pas de tumeur. Le malade entre en janvier 1890, parce que les douleurs et les hématuries persistaient. Nouvel examen, pas de tumeur, mais en faisant un lavage de la vessie; on a découvert des débris composés de cellules épithéliales.

Examen cystoscopique a décélé un polype près de l'uretère gauche.

Après avoir trouvé en apparence la source de l'hématurie, on a fait la taille hypogastrique, le 28 janvier 1890, et extirpé le polype. Suture, guérison. Mais les urines, malgré le lavage, restaient albuminuriques et l'hématurie continue après l'opération.

Attention dirigée vers le rein. Mais comme un examen des reins n'a pas pu déceler quel rein était malade, on a fait de nouveau la taille hypogastrique, le 10 novembre 1890, et le cathétérisme des uretères, et on a trouvé que le sang provenait de l'uretère gauche. Tout de suite on a fait une incision lombaire de 18 centimètres de longueur, et on a pratiqué l'extirpation du rein gauche. Tumeur dans le pôle supérieur, qui proémine dans le bassinet.

Diagnostic : Angio-sarcome.

Le malade est sorti en mai 1891.

Guérison complète pendant 2 ans 1/2 ; novembre 1892, hématurie spontanée non douloureuse persistant pendant 9 jours. Depuis ce temps, des hématuries modérées revenaient dans l'intervalle de quelques mois.

Examen le 25 juin 1895. — La cicatrice lombaire normale. Rein droit non augmenté de volume. Les urines troubles, pas d'albumine, pas d'éléments rénaux. Douleurs lombaires de temps en temps.

(Cette hématurie provient probablement de la vessie). — Note de l'auteur.

— Guérison persiste en 1895, date de l'apparition du livre : 5 ans 1/2 de survie.

Obs. 77. — *Sur l'extirpation des reins dans les tumeurs malignes.* Max Jordan. *Beiträge z. klin. chirur.*, XIX, Band, 1895, 3 Heft, p. 587. Clinique chirurg. de Heidelberg du prof. Czerny.

Femme, 48 ans. En janvier 1892, après un refroidissement, au dire de la malade, des douleurs fortes abdominales avec hématuries.

En mars, nouvelles hématuries avec des douleurs, maintenant localisées à droite, et on a constaté une tumeur dure dans l'hypocondre droit. En avril, une troisième hématurie; depuis ce temps, amaigrissement et douleurs dans l'extrémité inférieure droite pendant mouvements. Dans l'intervalle des hématuries, urines sans albumine.

Examen le 26 avril 1892. — Urines normales. A cause de la défense abdominale, examen sous chloroforme, et on a trouvé une tumeur droite, solide, bosselée, grosse comme le poing, derrière le côlon. Après cet examen, les urines ont été sanguinolentes pendant 24 heures.

Le 4 mai. Urines claires, sans albumine.

Diagnostic : Tumeur maligne du rein droit.

Incision longitudinale sur le bord externe du muscle droit du côté droit. Extirpation du rein droit et d'un ganglion augmenté de volume.

Examen. — Rein extirpé pèse 670 gr.

La partie supérieure gonflée, bosselée. La tumeur a percé la capsule propre vers la capsule adipeuse.

Examen microscopique. — Angio-sarcome. Guérison.

— La malade, sortie de l'hôpital, est morte 3 mois 1/2 après l'opération par métastase.

Obs. 78. — *Sur l'extirpation des reins dans les tumeurs malignes.* — Max Jordan. *Beiträge z. klin. chir.* XIV. Band, 1895, 3 Heft, p. 58. Clin. chirurg. de Heidelberg du prof. Czerny.

Homme, 45 ans. En 1887, une très intense colique néophrétique gauche.

En 1889, une deuxième attaque de colique. Cette fois les douleurs persistent plusieurs semaines. Quelque temps après plusieurs hématuries.

En mai 1890, douleurs rénales gauches avec de fortes hématuries. Quatre semaines plus tard, le malade a rendu deux graviers, gros comme des noyaux de cerises, et ensuite les douleurs et les hématuries ont cessé jusqu'en été 1896 quand plusieurs hématuries sans douleurs. Vers la fin de 1891, les hématuries se répétèrent chaque jour, toujours sans douleurs, et cet état persista pendant plusieurs mois avec un fort amaigrissement du malade. En juillet 1892, cessation complète des phénomènes. En 1893, hématuries nouvelles, momentanées, se renouvelant périodiquement toutes les quatre à cinq semaines.

Depuis juin 1893, les urines étaient sanguinolantes d'une manière permanente et contenaient des caillots et des débris de tissu(?). En octobre 1893, constatation d'une tumeur.

Entré à la clinique le 16 décembre 1893.

Examen. — Tumeur gauche grosse comme une tête d'enfant, élastique. Urines sanguinolenres avec albumine et avec des caillots de fibrines.

Diagnostic. — Népholithiase, hydronéphrose, possibilité de tumeur.

Le 19 décembre 1893. Incision lombaire de 50 centim. oblique en avant. Ouverture du péritoine. Extirpation. Tumeur a un poids de 1,600 gr. Elle se détache assez bien de la substance rénale atrophiée et amincie, mais il existe une prolifération le long de la veine rénale. Dans un calice un calcul comme une fève.

Examen microscopique. — Adénokystome papilliforme proliférant intra-canaliculaire du rein gauche.

— Guérison persiste jusqu'en mai 1895, quand il est mort de récidive. — Lettre privée de l'auteur.

Obs. 79. — *Sur l'extirpartion des reins dans les tumeurs malignes.* MAX JORDAN. *Beiträge z. klin. chir.*, XIV, Band 1895, 3 Heft, p. 587. Clinique chirurgicale de Heidelberg du prof. CZERNY.

Femme, 50 ans; en hiver 1892, urines sanguinolentes. — En été 1893, douleurs lombaires gauches et constatation de la tumeur. Depuis Pâques 1894, les douleurs lombaires sont devenues très fortes mais l'hématurie a presque cessé. Entrée à la clinique le 26 juin 1894.

Examen. — Cachexie. Urines très troubles, avec albumine, pas de sang, grande quantité de leucocytes. La palpation, qui était difficile à cause de la paroi abdominale, montre une résistance sensible dans l'hypocondre gauche.

Diagnostic. — Pyonéphrose gauche probable.

Le 28 juin 1894. Incision lombaire oblique de 14 centim. — Extirpation du rein. — La surface postérieure montre une tumeur comme un poing. — Bassinet dilaté.

Examen microscopique. — Anglo-sarcome. — La femme est sortie le 27 juillet avec une plaie presque cicatrisée et ne présentant aucun symptôme morbide, sauf les douleurs droites frontales à répétition fréquente. Quelques jours après la sortie, ablation de la rétine : métastase dans l'œil droit avec des symptômes de glaucome et métastase sous forme de nodules cutanées des seins ; plus tard des extrémités inférieures et dans quelques semaines le tronc et les membres étaient complétement recouverts par des noyaux néoplasiques.

En octobre 1894, métastase dans le foie et une métastase dans l'os frontal droit, qui a produit des symptômes de compression cérébrale, mais le rein droit n'était pas augmenté et les urines n'étaient pas sanguinolentes.

— Mort le 28 août 1894. Cinq mois après l'opération.

OBS. 80. — *Sur l'extirpation des reins dans les tumeurs malignes.* MAX JORDAN. *Beiträge z. klin. chir.,* **XIV**, Band 1895, 3 Heft, p. 587. Clinique chirurgicale de Heidelberg du prof. CZERNY.

Homme, 44 ans ; depuis le printemps 1894, douleurs lombaires, constipation et sensation de fatigue. — En avril 1894, première hématurie spontanée. Une seconde en juin, une troisième en juillet, cette fois avec des caillots. Chaque hématurie a duré une demi-journée.

Vers la fin d'octobre, après une forte palpation médicale, une quatrième et une cinquième hématurie quelques jours plus tard, après une rapide montée d'escalier. Ces hématuries étaient accompagnées de douleurs rénales droites et dans les urines on a trouvé des débris ressemblant aux chairs.

Examen le 13 décembre 1894. — Anémie. Coloration bronzée de la peau, principalement à la face, aux mamelons et aux parties génitales. Affaiblissement. Tumeur droite grosse comme deux poings, dur, ovoïde, un peu sensible, mobile avec l'inspiration, s'étendant en bas jusqu'à trois travers de doigts au-dessous de l'ombilic, en haut bien délimitée du foie. — Urines normales. — Rein gauche un peu abaissé palpable.

Diagnostic : Tumeur du rein droit et sarcome probable. Symptômes de la maladie d'Addison.

Le 16 décembre 1894. Incision lombaire oblique. Déchirure du péritoine suturé de suite après. Extirpation difficile.

Examen : Angiosarcome. — Guérison, sauf une fistule.

— Au mois de décembre 1894, Métastase dans les poumons.

Février 1895. — Néphrite hémorrhagique du rein restant. Métastase du foie et de la rate. — Mort trois mois et demi après l'opération. — Pas d'autopsie.

OBS. 81. — *Adéno-carcinome du rein gauche.* — *Néphrectomie transpéritonéale. Guérison.* DRUGESCO. *Spitalul* 1892 p. 993. LÉONTE, opérateur.

Homme, 65 ans ; dix mois avant il observa pour la première fois une tumeur dans la partie gauche de l'abdomen comme une pomme mobile et non douloureuse. Augmentation de volume. Depuis deux mois, fréquence des mictions légèrement hématuriques.

Examen. — Bon état général. Du côté gauche de l'abdomen, tumeur tête de fœtus, mobile latéralement s'étendant depuis les fausses côtes gauches jusqu'à une ligne passant à deux travers de doigts au-dessous de l'ombilic, dépassant à droite de deux travers de doigt de la ligne médiane. Sonorité en avant de la tumeur.

Examen de l'urine. — Urine sale, légèrement rougeâtre, laissant un dépôt blanchâtre, cylindres granulo-graisseux, leucocytes et des globules blancs.

Opération, le 25 mai 1892. Incision de Langenbuch. Néphrectomie. Décortication facile. Ligature à la soie du pédicule. Guérison.

Examen de la tumeur. — 20 centim. diamètre transversale, les autres 12 centim. Capsule épaisse. La substance rénale complètement méconnaissable, remplacée par des trabécules qui, partant de la capsule, se dirigent du côté du hile et délimitant des alvéoles remplies d'une substance médullaire.

Examen microscopique, fait par le prof. BABES. Adéno-carcinome trabéculaires.

— En juin 1894, bien portant. Pas de récidive. Deux ans de survie.

OBS. 82. — *Fibro-sarcome volumineux du rein droit. Néphrectomie. Guérison.* E. SECCHI. *Atti. dell' associat. med. Lombarda*, novembre 1896.

Fille, 29 mois ; sa mère s'est toujours aperçue que le ventre de l'enfant a été ballonné, mais seulement depuis quelques mois a remarqué que le côté droit du ventre a augmenté considérablement.

Examen. — L'abdomen est proéminent dans toute la moitié droite par une tuméfaction sphéroïdale qui occupe tout le grand droit supérieur et une partie de l'inférieur.

Palpation, tumeur consistance élastique en quelques points, bosselée, un peu mobile dans le sens transverse, beaucoup moins dans le vertical. On croirait que son point d'origine correspond à la région rénale droite qui est plus proéminente que la gauche. Volume : tête d'enfant de deux ans. — Matité. Zone sourde entre le foie et la tumeur. Les mouvements respiratoires ne donnent rien car la peau était très tendue, elle s'étendait en bas à deux travers de doigt de l'épine antéro-supérieure.

Incision verticale sur l'endroit le plus convexe de la tumeur qui correspond à un travers de doigt du bord externe du grand droit de l'abdomen. Incision du péritoine et suture première de ce péritoine à la paroi de l'abdomen. Incision du mesocôlon qu'il unit aux bords du péritoine pariétal. Néphrectomie à la soie. Guérison.

Aujourd'hui, après un mois d'intervalle, l'enfant se porte bien. Aucune trace de récidive. La tumeur pesait 1,200 gr.

Examen histologique. — Fibro-sarcome à grandes cellules.

OBS. 83. — *Cancer du rein gauche. Néphrectomie. Guérison.* — PIERRE DELBET. (Observation inédite due à l'obligeance de notre maître PIERRE DELBET.)

Homme, âgé de 65 ans, jamais malade, lorsque le 18 janvier 1896, sans aucune souffrance, le malade est pris brusquement d'une hématurie, d'une seule, elle était légère et ne se reproduisit plus. Le 27 janvier, même année, hématurie considérable avec quelques petits caillots, toujours sans douleurs. L'hématurie se continua jusqu'au mercredi 29, quand les urines redeviennent normales. Le malade se préparait à quitter Paris, quand nouvelle hématurie. M. Albert Robin examina les urines : beaucoup de pigment sanguin en rapport avec des hémorrhagies interstitielles, baucoup de cristaux d'acide urique et des cellules du bassinet. S'appuyant sur l'existence d'un état général excellent, il porte le diagnostic d'hémorrhagies provoquées par des calculs du bassinet. Traitement en conséquence. La nuit le malade a, pour la première fois, une attaque de coliques néphrétiques, durée 4 heures.

Quatre jours après, nouvelle colique néphrétique. Cette colique est caractérisée non pas tant par l'intensité des douleurs qui sont plutôt sourdes que par un ténesme vésical et anal horrible. Oligurie. Le malade a des envies fréquentes d'uriner, mais peu à la fois.

Cinq jours plus tard, hématurie abondante avec des caillots longs de 6, 8 et 10 centim.; il s'agit manifestement de caillots urétéraux. Cette hématurie dure deux jours pour cesser et reparaître dix jours plus tard, et comme, par le passé, cette hématurie apparaît le malade étant reposé. Elle dure 16 jours, malgré l'ergotine et l'acide gallique donnés à l'intérieur.

Le 12 mars 1896, M. Delbet voit pour la première fois le malade et porte le diagnostic : Néoplasme du rein et propose la néphrectomie. Pas de varicocèle.

L'hématurie prend des proportions effrayantes par sa durée et son abondance; le malade urine du sang pur. L'élimination des caillots provoque des douleurs épouvantables. Les injections d'ergotine ne modifient en rien l'hémorrhagie.

Vers le 22e jour, l'hématurie commence à diminuer et expulse avec de fortes douleurs, un caillot de 8 centim. présentant trois renflements successifs, épais comme le pouce. L'expulsion de ce caillot est suivie d'un soulagement instantané. Sous l'influence de ces pertes sanguines répétées, le malade a sensiblement faibli. Le malade est fortement anémié, il est à bout de forces.

Le 21 mars 1896, M. Delbet pratique la néphrectomie par la voie lombaire aux Frères Saint-Jean-de-Dieu ; nous l'assistions.

La tumeur s'est développée dans le pôle inférieur. La ligature du pédicule a porté sur des ganglions dégénérés. Les suites opératoires furent excellentes. Le malade sortit guéri 20 jours après.

L'*examen microscopique* n'a pas été fait, mais la tumeur est manifestement cancéreuse avec dégénérescence ganglionnaire.

— Mort 18 mois de l'opération.

OBS. 84. — *Carcinome du rein.* — *Extirpation par laparotomie.* FRANK R. *Internat. klin. Rundschau.* Wien, 1892.

Femme, 63 ans, a remarqué depuis plusieurs années une tumeur dans le flanc droit de l'abdomen. Cette tumeur est restée pendant des années stationnaire et n'occasionnait aucune gêne. Mais depuis cinq mois la tumeur augmenta et la malade souffre de douleurs dans le sacrum, qui s'irradient dans la cuisse gauche. De temps en temps les douleurs s'exaspèrent.

La malade a beaucoup maigri. Dans l'hypogastre droit on trouve une tumeur

ovoïde grande comme deux poings à grosse extrémité en bas et en haut irrégulière, dure (par la pression on peut la faire remonter sous les fausses-côtes
droites). En exécutant cette pression mobile, sonore à la percussion, on sent le
côlon devant la partie inférieure de la tumeur.

Diagnostic. — Néoplasme du rein.

Laparotomie. Extirpation.

Examen anatomique. — Adéno-carcinome dont le point de départ était le pô e
inférieur du rein. Un noyau carcinomateux avait déjà pénétré sous forme d'un
cône dans la veine rénale droite. Guérie en trois semaines.

D'après les commémoratifs, il semble que la malade a eu pendant longtemps
un rein mobile dans lequel se développa plus tard le carcinome.

Obs. 85. — *Cancer du rein droit. Néphrectomie lombaire. Guérison.* WILLE-
NEUVE. *Marseille médical,* 1892, XXIV, p. 674.

R..., 46 ans, entré le 17 janvier 1890.

Depuis dix-huit mois, douleurs épigastriques violentes, avec irradiations vers
l'ombilic, survenant surtout le soir après son dîner et suivies de vomissements
biliaires. Il y a quatre mois, il avait été pris brusquement, pendant la nuit, d'une
envie d'uriner et il a pissé du sang presque pur avec des caillots vermiformes dont
quelques-uns avaient près de 10 centimètres de longueur. Pendant les onze
heures qu'a duré cette première hématurie, le malade a eu plusieurs mictions
sanglantes. Jamais de coliques néphrétiques. Les hématuries se répétèrent une
fois par mois environ brusquement soit le jour, soit la nuit.

État actuel. — Pas de trouble de la miction. Le côté droit de l'abdomen est
plus plein. La concavité normale du flanc droit est effacée. Dilatation légère
des veines sous-cutanées du côté droit de l'abdomen. Pas de varicocèle. Le
palper fait reconnaître que le flanc droit est rempli par une tumeur résistante,
dure, arrondie à surface régulière non lobulée, d'un volume de tête de fœtus
à terme et s'avançant en dedans jusqu'à deux travers de doigts, à droite de
l'ombilic et en bas jusqu'à une ligne transversale qui passerait à deux travers
de doigts au-dessous de l'ombilic.

En haut, son bord supérieur, moins facile à délimiter, se trouve un peu au-
dessous du rebord costal de l'hypochondre droit.

La tumeur est très mobile et l'on produit très facilement le phénomène du
ballottement. Aucune douleur. Pas de zone de sonorité au niveau de la tumeur.

Diagnostic. — Tumeur maligne du rein droit.

Opération, 31 janvier 1890. — Incision lombaire. La tumeur s'écrase très
facilement et la main introduite à plusieurs reprises ramène des masses de
bouillie cancéreuse et des fragments de la capsule très épaissie. Néphrectomie.
Pince de Péan laissée sur le pédicule. Guérison.

Examen histologique par le prof. NEPVEU. — Épithélioma colloïde du rein.

— Mort deux ans après l'opération de récidive.

Ons. 86. — *Carcinome volumineux du rein gauche. Néphrectomie transpéritonéale. Guérison.* LE DENTU. *Bull. de l'Acad. de méd. Paris,* 1894, t. XXXI, p. 130.

Homme, 41 ans, entré à l'hôpital Necker, salle Malgaigne, n° 43, le 26 octobre 1893.

En mars 1893, commencement des hématuries qui, à des intervalles de quelques jours, se reproduisent pendant six mois. Depuis près de deux mois, elles ont cessé, mais l'urine n'est jamais tout à fait claire, elle est habituellement rougeâtre.

Tumeur volumineuse dans le flanc gauche, qui se perd dans l'hypocondre et descend jusqu'à la crête iliaque. En dedans elle atteint presque la ligne médiane. Elle n'est pas en contact en avant avec la paroi abdominale. Pas de douleurs spontanées ni à la pression.

Varicocèle gauche assez développé et douloureux qui a attiré l'attention du malade avant qu'il se doutât qu'il avait une tumeur dans l'hypochondre. Celle-ci semble adhérente dans la profondeur, cependant elle se déplace légèrement lorsque le malade se met du côté droit. Urines normales. Sonorité en avant de la tumeur.

Opération pratiquée le 24 novembre 1893. — Longue incision sus et sousombilicale. Décollement du péritoine. On fait sortir la tumeur à l'extérieur, on tamponne la cavité saignante avec six éponges et on cherche à isoler le pédicule pour le lier ; mais la partie interne de la tumeur, formant un lobe saillant pardessus ce pédicule, empêche de l'étreindre avec un fil, et on est obligé de laisser deux longues pinces à demeure sur les vaisseaux rénaux. Étant maître de l'hémorrhagie, on fait la toilette du péritoine et de la cavité et on tamponne celle-ci avec de la gaze iodoformée. Suture des deux lèvres de l'incision péritonéale postérieure autour de la partie supérieure de la paroi abdominale, suture du reste à deux étages. Guérison.

Examen de la pièce. — Le rein hypertrophié est bosselé et conserve encore sa forme générale. La capsule fibreuse qui l'entoure est intacte, mais laisse voir à travers sa paroi les noyaux néoplasiques qui la soulèvent et dont la teinte blanchâtre tranche sur la couleur vineuse du rein. Une section sagittale montre que la masse rénale tout entière a subi l'hyperplasie cancéreuse. Seule une petite région de la couche corticale, située au sommet de l'organe, représente les derniers vestiges de sa constitution normale.

L'examen histologique montre qu'il s'agit d'un carcinome d'origine glandulaire évoluant sous une forme voisine de l'état embryonnaire, mais présentant encore quelques vestiges très rudimentaires de la forme adulte.

Ons. 87. — *Sarcome du rein. Chirurgie du rein.* Berlin, 1894. ISRAEL. *Arch. f. klin. chirg.,* Bd XLVII, Heft 2.

Fillette, 6 ans. En septembre 1892 : première hématurie. Plus tard 4 hématuries macroscopiques. Mais dans les intervalles on trouve toujours, à l'aide du microscope, des globules de sang.

Examen cystoscopique. — Sang s'écoule de l'uretère gauche. Palpation. Rein gauche un peu plus long que le rein droit. La courbure de la surface pas normale partout mais dans le 1/3 moyen de la surface et du bord externe on a trouvé une proéminence diffuse. Diamètre antéro-postérieur augmenté, la consistance aussi. Une proéminence conique dans la région du hile donnant une sensation d'un bassinet tendu.

Le 15 janvier 1893, incision.

Palpation du rein : Tumeur. Extirpation. La tumeur était grande comme une noisette enchâssée dans le tissu rénal qui était plus mou. A la coupe, la tumeur fait saillie grande comme une pièce de cinquante centimes. Un prolongement de la tumeur proémine dans le bassinet.

Examen histologique.—Sarcome mou à grandes cellules avec prolongements bipolaires. Guérison.

— Le 11 n   mbre 1898, la guérison persiste, pas trace de récidive ; 5 ans de survie. Lettre privée de l'auteur.

OBS. 88. — ISRAEL.

Homme, 42 ans, hématurie unique spontanée dans l'état de santé antérieur parfait le 31 août 1892. Depuis ce temps, sensation anormale dans la région lombaire droite.

Examen. — La partie droite normale, au contraire le rein gauche un peu augmenté de longueur. La surface de pôle inférieur, dans une étendue de 2 travers de doigts, bosselée. L'extrémité inférieure du rein droit un peu plus arrondie que normalement.

Extirpation le 21 décembre 1892 : Incision extrapéritonéale oblique.

A la coupe, une tumeur divisée par des cloisons dans plusieurs petits noyaux, qui sont, par places hémorrhagiques, par places en état de dégénérescence graisseuse. La surface de la coupe est sèche.

Examen microscopique. — Struma maligno de Grawitz.

— Récidive dans l'humérus un an 1/2 après opération. Lettre privée de l'auteur

OBS. 89. — ISRAEL.

Homme, 51 ans. Tumeur maligne du rein gauche.

Il y a 4 ans, hématurie qui dura 4 jours. La deuxième hématurie 4 semaines avant son entrée à l'hôpital. Le malade ne s'est aperçu de la tumeur que depuis 4 semaines.

Le 7 juillet 1892, examen : Une tumeur bosselée du côté gauche, qui s'étend en bas jusqu'à une ligne unissant les 2 épines antéro-supérieures. En dedans dépasse la ligne médiane de 2 centim., en haut jusqu'au rebord costal. La tumeur est palpable dans la région lombaire. La surface porte des bosselures grosses comme une cerise à un œuf de poule. Le côlon insufflé passe devant la surface latérale de la tumeur. Varicocèle du côté gauche. A la jambe gauche, varices de la saphène. Pas du côté droit.

Le 10 juillet, extirpation : Incision extrapéritonéale. Guérison. Mais on trouve en août déjà une dureté dans la cicatrice. Le malade entre au mois de décembre 1892 à l'hôpital, car depuis deux mois il a observé des noyaux dans la cicatrice, et s'agrandissant rapidement.

Le 18 décembre, opération : Excision de la cicatrice d'une longueur de 24 centim. et du péritoine adhérent au néoplasme. Mais on trouve une tumeur grosse comme un poing d'enfant, bosselée, dure, adhérente à la veine cave, située dans le moignon du pédicule rénal, et dans le mésocôlon descendant, plusieurs petits ganglions indurés.

On a renoncé à l'extirpation radicale et on a fermé la plaie. Au mois de janvier 1893, la plaie était fermée. Mort, avril 1893 (13 mois après opération).

AUTOPSIE. — La forme de la tumeur ressemble à une hydronéphrose, dans laquelle le bassinet tendu, rond, dilaté, forme la plus grande partie de la tumeur, pendant que la substance rénale, qui est fortement allongée et amincie, s'accole à la tumeur, comme un croissant. Le pôle supérieur du rein est bien conservé. La tumeur est grosse comme un œuf d'autruche, bosselée. Ces bosselures sont transparentes et fluctuantes. Sur le pôle inférieur, une bosselure dure comme une pierre.

Sarcome à cellules fusiformes avec nombreuses cavités kystiques. Les métastases ont la même structure.

Mort en avril 1893 de récidive : 13 mois de survie. Lettre privée de l'auteur.

OBS. 90. — ISRAEL.
Fillette, 5 ans, sarcome du rein droit.
Extirpation oblique, le 23 août 1890.
Examen anatomo-pathologique. — Sarcome composé de cellules rondes. Dimension du néoplasme 20, 15, 10 centim. Poids 1,370 grammes.
A la coupe. — Couleur grisâtre composé de plusieurs noyaux, par places ramollis ou hémorrhagiques, ou en état de dégénérescence graisseuse.
Guérison.
Le 19 novembre 1890, on constate une tumeur du grand épiploon, grande comme un œuf d'autruche, on l'extirpa le 21 novembre 1890. Guérison.

— Mort le 2 mars 1892, par métastase du foie et épiploon; 6 mois de l'opération. Lettre privée de l'auteur.

OBS. 91. — ISRAEL.
Femme, 49 ans. Néoplasme malin du rein gauche. Opérée le 30 janvier 1891.
Extirpation de 12 centim. de longueur et à deux travers de doigt au-dessous de la douzième côte. Myxosarcome. Poids 848 gr. Diamètre 16-13-7.5 centim. La tumeur occupe la moitié inférieure du rein; la partie supérieure qui est à cheval est libre.
A la coupe : un tissu myxomateux traversé par des travées fibreuses et par un tissu sarcomateux blanc jaunâtre. Guérison. Pas de récidive jusqu'à mai 1893.

La guérison persiste depuis sept ans. Lettre privée de l'auteur.

Obs. 92. — ISRAEL.
Homme, 46 ans. Tumeur maligne du rein gauche.
Opération le 18 septembre 1891. Incision extrapéritonéale. Carcinome gros comme une tête d'enfant. — Poids 900 grammes, occupe tout le rein sauf le pôle supérieur.
A la coupe : gris-jaunâtre, avec plusieurs kystes. Guérison.

— Mort en novembre 1892. Récidive dans la vessie et le rein droit : 13 mois de l'opération. Lettre privée de l'auteur.

Obs. 93. — ISRAEL.
Homme 53 ans. Tumeur maligne du rein gauche.
Opération, le 30 novembre 1891. — Extirpation, incision c' 'ique.
Carcinome, occupe tout le rein sauf le pôle supérieur, bosselé, capsule graisseuse et propre envahies. *A la coupe*, plusieurs noyaux séparés par des cloisons jaune-rougeâtre, quelques calices intacts dans la masse néoplasique. Guérison.

— Mort en novembre 1892 par appendicite perforante ou occlusion intestinale aiguë sans récidive.

Obs. 94. — ISRAEL.
Femme, 61 ans. Tumeur maligne rein gauche.
Opération, le 6 mai 1892. Extirpation oblique. Carcinome médullaire 17,5-13-10,5, deux tiers inférieurs. Le bassinet très dilaté, bosselé, les proéminences jusqu'à la grosseur d'une pomme.
A la coupe, noyaux cloisonnés, pulpeux, hémorrhagiques. La tumeur s'étend dans les calices et dans l'uretère en formant un moulage qui se laisse facilement enlever. Guérison.
Pas de récidive en septembre 1893.

— Resté guéri jusqu'en février 1898, quant mort d'affection cardiaque : 4 ans et 9 mois de survie. Lettre privée de l'auteur.

Obs. 95. — ISRAEL.
Femme, 51 ans. Tumeur maligne rein droit. Urée par jour 33 gr. 7.
Opération le 25 mai 1892. Extirpation oblique (Bergmann). Carcinome alvéolaires. Les nids séparés par des cloisons formées principalement de vaisseaux capillaires. Comme une tête d'homme 0.92 centim. de circonférence. Poids 3 kilogs 750 gr. pseudo-fluctuation. Diamètre 25-17-22 centim. Occupe les deux tiers supérieurs du rein.
A la coupe, dans la partie inférieure, des noyaux comme pomme, grisâtres, *la*

partie supérieure rouge grisâtre, hémorrhagique traversée par des vaisseaux de grand calibre. Mort le 27 mai 1892.

AUTOPSIE : Fragmentation et dégénérescence épithéliale récente du rein restant. (Chloroforme ?)

OBS. 96. — ISRAEL. *Ueber einige neue Erfarungen auf gebiete der Nierenchirurgie.* Deut. med. woch, 1896, n° 22, p. 345.

Homme, 48 ans, hématuries depuis un mois, hématurie spontanée pendant une ou deux mictions et puis les urines sont normales. Une fois, après une miction, un caillot avec des douleurs lombaires sans pouvoir localiser l'endroit.

Par l'examen on trouve le rein droit pas augmenté de volume. A gauche on ne pouvait pas palper sur le dos. En faisant coucher le malade sur le côté droit et seulement au 3° examen, avec grande difficulté et patience, on a pu sentir par la face antérieure du rein gauche, à deux travers de doigt du pôle inférieur, une proéminence demi-sphérique de la grandeur d'une grosse cerise. Dans ce cas, le diagnostic était difficile, car le rein était très haut. Le 25 décembre 1895. Néphrectomie. Guérison.

Sarcome caverneux.

— Guérison persiste, pas de récidive le 11 novembre 1898 : 3 ans de survie. Lettre privée de l'auteur.

OBS. 97. — ISRAEL.

Femme, 43 ans, très amaigrie, pâle, très grosse tumeur avec des bosselures du rein gauche, et sans difficulté on pouvait affirmer qu'il s'agissait d'une tumeur maligne. Si on ne trouvait pas quelques symptômes qui ne concordaient pas : Fièvre hectique depuis plusieurs mois. Depuis trois mois des maux d'estomac, nausées. Un ou plusieurs vomissements par jour. De l'examen de l'urine on pouvait conclure en dehors d'une tumeur à une néphrite.

Examen microscopique. — Donnait du sang dans les urines et des caillots dans lesquels on trouvait des boulettes graisseuses granulées, d'une grandeur et d'une grosseur excessives qui ne pouvaient être de l'épithélium du rein dégénéré. Beaucoup d'albumine et cylindres pâles, épithéliaux et granuleux, oligurie. Extirpation du rein sarcomateux. Disparition de tous les symptômes. Guérison. — La veine rénale était remplie par un trombus sarcomateux qui allait presque dans la vessie cave. La guérison ne devait pas être durable et la malade est morte bientôt après.

Avec la récidive sont apparus : la fièvre, nausées, vomissements, qui montrent la dépendance de ces symptômes de la croissance de la tumeur.

OBS. 98. — ISRAEL. Communication écrite de l'auteur.

Femme, 54 ans, angio-sarcome du rein droit, opérée le 28 septembre 1894, sortie guérie.

La guérison persiste. (Survie, 4 ans.)

OBS. 99. — *Idem.*
Homme, 52 ans, carcinome du rein.
Opération, le 31 décembre 1895. Guéri.
Mort de récidive.

OBS. 100. — *Idem.*
Fillette, 15 ans, adéno-sarcome du rein droit.
Opérée le 15 février 1896. Guérie.
Morte de récidive.

OBS. 101. — *Idem.*
Homme, 55 ans, carcinome du rein droit.
Opéré le 19 juin 1896.
Mort par syncope.

OBS. 102. — *Idem.*
Femme, 49 ans, adénome proliférant papillaire.
Opérée le 3 juin 1896. Guérie.
Morte en 1898 de pleurésie sans qu'on sache s'il s'agissait de récidive.

OBS. 103. — *Idem.*
Homme, 52 ans, carcinome papillaire du rein droit.
Opéré le 2 novembre 1896. Guéri.
Cet homme avait eu des papillonnes de la vessie. Guéri. Guérison persiste le
11 novembre 1898 : 2 ans de survie.

OBS. 104. — *Idem.*
Fillette, 7 ans, adénome glandulaire.
Opérée le 7 mai 1897. Guérison.
Morte de récidive.

OBS. 105. — *Idem.*
Homme, 58 ans, adéno-cystome proliférant du rein gauche.
Opéré le 20 mai 1897. Guéri.
Guérison persiste le 11 novembre 1898 : 1 an 1/2 de survie.

OBS. 106. — *Idem.*
Femme 52 ans. Sarcome endothélial du rein gauche.
Opérée le 2 mars 1897.
Morte de récidive.

OBS. 107. — *Idem.*
Homme, 55 ans, cysto-adénome glandulaire du rein droit.
Opéré le 13 juillet 1897. Guéri. Guérison persiste le 11 novembre 1898 :
1 an et 4 mois de survie.

Obs. 108. — *Idem.*
Homme, 52 ans, carcinome du rein gauche.
Opéré le 2 octobre 1897.
Mort.

Obs. 109. — *Idem.*
Homme, 53 ans, carcinome du rein droit.
Opéré le 14 octobre 1897. Guéri.
La guérison persiste : un an de survie.

Obs. 110. — *Idem.*
Homme, 58 ans, carcinome du rein droit.
Opéré le 4 mars 1898.
La guérison persiste : 10 mois de survie.

Obs. 111. — *Idem.*
Homme (?), carcinome du rein gauche et glandulaire supra-rénale gauche.
Opéré le 30 novembre 1897. Mort. Rupture du côlon ascendant.

Obs. 112. — *Idem.*
Homme, 46 ans, carcinome du rein gauche.
Opéré le 28 janvier 1898.
La guérison persiste : 10 mois de survie.

Obs. 113. — *Idem.*
Homme, 64 ans, carcinome du rein droit.
Opéré le 28 juin 1898.
Guérison persiste : 10 mois de survie.

Obs. 114. — *Idem.*
Homme, 67 ans, carcinome du rein droit.
Opéré le 24 juin 1898.
Guérison persiste : 10 mois de survie.

Obs. 115. — *Tumeur maligne du rein chez l'enfant.* — F. BRUN. *Presse médicale*, 23 février 1898.

Enfant, deux ans ; à la fin d'octobre 1896, la mère fut frappée du volume anormal de la partie droite et supérieure du ventre. Bonne santé. Urines normales.

Le 5 novembre. Il existe dans l'abdomen une tumeur qui occupe le flanc droit et la fosse iliaque correspondante ; en dedans jusqu'à la ligne médiane qu'elle dépassait en haut jusqu'au foie, dont on l'isole facilement. En arrière on la suit dans la partie externe de la fosse lombaire. Ballottement très net.

La néphrectomie est proposée avec une chance très aléatoire de succès, acceptée et pratiquée le 10 novembre.

Incision verticale le long du bord externe du muscle droit, une autre trans-versale perpendiculaire sur la première. Néphrectomie. Guérison. Tumeur 16 : 10 cent. ; poids 703 gr.

Le 7 janvier. On revoit l'enfant et on constate tout le long du cordon sper-matique et jusque dans la fosse iliaque droite des noyaux indurés évidemment sarcomateux.

Examen histologique. — Lympho-sarcome.

— Mort fin janvier, moins de trois mois après l'intervention.

Obs. 116. — *Cancer primitif du bassinet. Néphrectomie. Guérison.* — DAVID GIORDANO. *Sur le cancer du rein.* — *Ann. des mal. des org. gén.-urin.*, août 1892.

Femme, 57 ans, bonne santé jusqu'il y a 4 ans, quand elle ressentit pour la première fois de violentes douleurs qui partant de la région rénale droite s'irra-diaient en bas vers la région hypogastrique et en arrière vers la région lombaire.

Cette crise fut suivie de l'émission d'urines troubles avec un dépôt abondant de sable rougeâtre. Après trois années de calme complet, l'année dernière les accès douloureux reparurent à la région rénale droite et le long du trajet de l'uretère du même côté ; chaque accès dura en général 24 heures et fut suivi de l'émission d'urine sanguinolente, avec des caillots en forme de sangsues, longs parfois de plus de 10 centim. La malade souffre de douleurs très aiguës à la région vésicale, si bien que des médecins l'ont présentée au Prof. Novaro, comme atteinte d'affection vésicale. L'urine laisse parfois un sédiment d'urates.

La malade évite avec soin toute promenade et se garde bien d'exécuter des mouvements brusques, de crainte de réveiller les accès, qui cependant éclatent en dépit de ce repos presque complet. Depuis quelques semaines, elle commence à ressentir des douleurs sourdes du côté gauche, mais ces douleurs n'ont rien de la nature déchirante des douleurs accusées à droite.

Lors de son entrée à la clinique du Pr Novaro à Bologne, le 8 mai 1892, on constatait une femme d'un embonpoint remarquable. L'inspection de l'abdomen et des régions rénales ne découvre rien de particulier, la palpation ne découvre pas de tumeur, elle est douloureuse des deux côtés, mais surtout à droite.

Les urines sont uniformément teintées de sang, à peine acides, et laissant déposer des hématies, des urates et des cristaux, très rares phosphates de magnésie et de carbonate. On n'y trouve pas des éléments des reins ou des bas-sinets.

Diagnostic probable. — Calcul du rein droit.

Opération le 10 mai 1892 par le Pr Novaro. Incision lombaire oblique depuis la dernière côte à la crête iliaque. Rein droit normal ; par la palpation, impres-sion d'une résistance accrue, mais non de calcul, vers le hile.

Néphrotomie ; avec le doigt il sentit dans le bassinet une substance presque isolée qui donnait l'impression d'un caillot fibrineux : les debris présentaient tous les caractères microscopiques d'une tumeur maligne.

Néphrectomie. Guérison le dixième jour. Les douleurs ont disparu : les dou-leurs à gauche et les douleurs vésicales ne reparurent plus après l'opération.

Le rein extirpé, normal comme volume, présente une surface régulière ; sur une coupe moyenne le long de l'axe principal, on observe une masse lardacée qui s'élève du bassinet en refoulant la substance rénale vers les deux pôles et aboutit tout près de la capsule à un point diamétralement opposé au rein.

Examen microscopique. — Epithélioma à cellules cylindriques, ayant comme point de départ le bassinet.

— La malade se porte, le 24 octobre 1898, très bien ; elle a engraissé : 6 ans et 1/2 de survie.

Communication écrite du Dr Giordano.

OBS. 117. — *Sarcome du rein chez un enfant. Cœlio-néphrectomie. Guérison opératoire.* VERHOFF. *An. de la Société belge de chirurgie.* In *Ann. génit.-urin.,* Paris, 1894, p. 631.

Fillette de 2 ans 1/2. Il y a un an, elle commença à dépérir. Développement du ventre. Pas de douleurs. Les urines n'ont jamais contenu ni pus ni sang.

Dans l'abdomen, tumeur nettement circonscrite, ovoïde, réniforme, non bosselée, occupant tout le flanc gauche, remontant sur les fausses côtes gauches et refoulant le diaphragme, dépassant la ligne médiane à droite de deux travers de doigts, s'enfonçant en bas dans l'excavation pelvienne où on délimite cependant très bien son extrémité inférieure. Elastique, mate, immobile. Aucunement douloureuse.

Diagnostic. — Tumeur du rein gauche.

Opération, le 28 novembre 1893. Incision médiane commençant au-dessus de l'ombilic, se prolongeant en bas jusqu'auprès du pubis. Côlon descendant accolé à la face antérieure de la tumeur qu'on rejette au dehors. Décollement du péritoine. Nouvelle incision transversale. Néphrectomie. Guérison. L'enfant quitte l'hôpital trois semaines après.

La tumeur enlevée, de nature sarcomateuse, pesait environ 2 kilog., forme du rein. Molle à la coupe, masse uniforme, une espèce de pulpe grisâtre se dégageant avec la plus grande facilité. Pas d'examen microscopique.

La petite malade est revue le 13 janvier 1894 : elle est dans un excellent état, le ventre est souple, nullement douloureux à la pression profonde ; pas d'albumine.

Le 10 février, le père écrit au Dr Verhoff que l'enfant est devenue tout à coup malade, qu'elle vomissait et le ventre devenait gros.

Morte probablement de récidive locale ou métastase éloignée : trois mois 1/2 après opération.|

Pas d'autopsie.

OBS. 118. — *Cancer primitif du rein chez un enfant.* CZERNY. *Arch. f. kinderheilkunde,* 1890, t. IX. In *An. gén.-urin.,* Paris, juin 1890.

Enfant de 8 ans 1/2. Hématurie a fait complètement défaut. La tumeur, qui siégeait sur le rein gauche, a évolué dans l'espace de quatre mois. On trouvait dans l'hypochondre une tumeur, dure à sa partie supérieure, présentant quelques points ramollis à sa partie inférieure, lisse, indolore, légèrement mobile, surtout en bas, complètement indépendante du foie et séparée de la paroi abdominale par des anses d'intestin.

L'urine n'a jamais présenté le moindre élément anormal soit au point de vue anatomique, soit au point de vue clinique, fait important, vu la perméabilité de l'uretère.

L'état général est assez mauvais; on notait une hypertrophie du cœur, dont la pointe battait à un travers de doigt au dehors du mamelon; de l'augmentation des globules blancs dans le sang, de la stase veineuse un peu partout et plus particulièrement au niveau du cordon et du testicule gauche.

Le rein malade fut enlevé trois mois et vingt-sept jours après le début de l'affection; l'enfant mourut de choc peu après l'opération. On trouva un carcinome s'étendant à la totalité du rein, à l'exception de la partie supérieure, et un uretère absolument perméable.

OBS. 119. — *Néphrectomie pour un adénome kystique chez une femme enceinte.* SCUDDER. *American Jour. of the med. sciences,* décembre 1895, p. 64. In *Ann. gén. urin.,* avril 1896.

Chez une femme de vingt-deux ans, chez laquelle on avait diagnostiqué un rein gauche mobile trois ans auparavant, M. Scudder a fait la néphrectomie transpéritonéale pour une tumeur qui, à l'examen microscopique, a été reconnue comme un adénome kystique du rein. La femme est accouchée à terme d'un enfant vivant. Elle est revue dix-huit mois après l'opération, sans récidive et en parfait état de santé.

L'examen du liquide kystique avant l'opération a décelé la présence du sang, de trace durée, de 1. p. 100 d'albumine, de pigments biliaires en assez grande quantité qui fit penser un instant à la possibilité d'une vésicule biliaire dilatée.

— Revue dix-huit mois après l'opération en parfaite santé.

OBS. 120. — *Néphrectomie pour sarcome du rein.* GRAHAM. *J. Am. med. Ass.* Chicago, 1895, XXIV, p. 588.

Ce sarcome fut enlevé chez un enfant de 18 mois.

Environ 6 mois avant l'opération, on découvrit dans le côté droit de l'enfant une tumeur qui augmenta graduellement de volume. Je vis l'enfant la dernière semaine de septembre 1894. La tumeur occupait tout le côté de l'abdomen, s'étendant en bas jusque dans le petit bassin. Incision de Langenbuch. Incision de la paroi abdominale semi-lunaire. Le côlon est poussé vers la ligne médiane. Le péritoine recouvrant le rein et la tumeur est sectionné et séparé au moyen des doigts. La substance rénale est à la partie supérieure, la capsule semble avoir été rupturée.

Le volume de cette masse néoplasique s'étend par en bas. Le néoplasme semble s'être développé comme un fongus dans le bassinet, s'étendant vers la ligne médiane du corps et même entourant la veine cave. Le pédicule est suturé à la manière habituelle. Forte hémorrhagie provenant des adhérences de la tumeur. Hémorrhagie en nappe difficile à arrêter.

Mort de choc opératoire, 4 heures après.

Diagnostic de sarcome du rein avait été fait avant l'opération; et l'examen microscopique montre que c'était la variété des cellules rondes.

OBS. 121. — BLOCH. *Brit. med. Journal*, 1897, d'après *Centralblatt Sexual-organ*, 1897.

Garçon, 13 ans. Hématuries depuis 2 ans 1/2. Douleurs du côté droit. Albuminurie, cylindres, hématurie.

Incision lombaire. Résection de la moitié inférieure du rein droit.

Guérison.

OBS. 122. — *Néphrectomie d'un carcinome du rein. Hématurie par irritation du chloroforme. Krecke Arzt Münchener Ver*, d'après *Centralblatt sexual*, 1896.

Femme, 52 ans. Néphrectomie gauche. Guérison.

Hématurie après, pendant 5 jours; albuminurie pendant 4 semaines.

L'auteur explique l'hématurie par irritation de l'épithélium rénal par le chloroforme.

OBS. 123. — *Adénome kystique du rein*. WALTER EDMUNDS. *Transact. path. Soc. Lond.*, V. XLIII, 1892, p. 89,

Jeune fille, 18 ans. Deux ans avant l'opération avait remarqué une tumeur région lombaire gauche, mobile.

Diagnostic. — Tumeur du rein. Néphrectomie. Guérison. (Histoire ultérieure inconnue.)

Tumeur encapsulée, fortement adhérente au parenchyme rénal, avec prolongement à l'extérieur et à l'intérieur d'un calice, consiste entièrement en kystes de volume variable; le plus gros, atteignant un diamètre de 2 centim. 1|2, contient du liquide incolore.

Examen microscopique. — Les cavités kystiques sont tapissées d'épithélium, tantôt à colonnes, tantôt polyédriques.

OBS. 124. — *Tumeur volumineuse du rein gauche (Épithélioma)*. TERRILLON. *Bull. Société chirurgie*, 1891, p. 117.

M. Terrillon présente une volumineuse tumeur du rein qu'il a enlevée le matin même chez un homme de 45 ans.

L'ablation fut pratiquée par la voie transpéritonéale; elle fut très difficile, car le rein, très gros, présentait des bosselures et avait pris, en plusieurs points, des adhérences assez intimes avec la coque fibreuse très épaisse. Après l'ablation, il semble impossible d'abandonner le pédicule et d'obtenir immédiatement la plaie opératoire. Aussi l'enveloppe fibreuse fut-elle soudée avec soin à la plaie abdominale. La poche résultant de la décortication au fond de laquelle se trouvait le pédicule lié avec soin fut drainée avec la gaze iodoformée.

Le rein enlevé pesait 1,500 grammes. Il présentait plusieurs bosselures indiquant que le néoplasme sous-jacent menaçait de perforer l'enveloppe propre de cet organe.

La partie malade constituait au moins les cinq sixièmes de la tumeur totale, et était en continuité directe avec le tissu sain ; il existait, au niveau de la séparation des deux tissus, une simple ligne de démarcation.

Cette pièce peut être rapprochée, par son apparence, de celle qui a été déjà présentée par M. Terrillon, le 18 juin 1890. Dans ces deux cas, le néoplasme avait envahi une partie de la substance rénale en respectant complètement la région voisine.

Examen microscopique, par M. BRAULT. — Épithélioma tubulé du rein.

OBS. 125. — *Épithélioma volumineux du rein gauche. Ablation par la voie abdominale. Guérison depuis 28 mois.* TERRILLON. *Bull. Société de chirurgie,* 4 juin 1890. In Thèse CHEVALIER.

Femme, 45 ans ; il y a six mois, hématurie ayant duré trois jours. L'examen local révèle une saillie arrondie au niveau du flanc.

Opération. — Néphrectomie le 22 février 1888.

Examen histologique. — Épithélioma du rein.

— Bien portante 24 mois après.

OBS. 126. — *Carcinome du rein droit.* JOHNSON. *Boston Med. and Surg. Jour.,* CXXXV, juillet 1896.

Femme, 55 ans. Mère morte d'une tumeur dans le côté droit. Hématuries fréquentes.

Depuis plus d'un an on remarque une tumeur dans le côté droit qui semble avoir augmenté graduellement de volume. Douleur descendant souvent dans la cuisse droite, constante, nécessitant de la morphine.

Examen. — Amaigrissement marqué. Urine contenant de l'albumine. Palpapation, tumeur mobile, non douloureuse.

Opération, le 9 novembre 1896. — Incision à la ligne médiane de 15 centim. au-dessus de la tumeur. On trouve que la tumeur a traversé le péritoine postérieur et envahit l'intestin, le mésentère et le grand épiploon. La masse a des connexions avec le rein droit. On libère le rein et ses adhérences. Néphrectomie après ligature séparée de la veine, artères rénales et uretère.

Le néoplasme envahit le côlon auquel il adhère fortement. On divise les adhérences, on enlève la tumeur. Une partie du grand épiploon, grande comme le creux de la main, infiltrée, est enlevée. L'intestin avoisinant la tumeur est partout infiltré sur une longueur de 12 à 15 centim. Résection de 20 centim. de longueur et anastomose bout à bout. Guérison.

26 février 1897. Malade souffre de douleurs du côté droit, souffre beaucoup de l'intestin, ne peut pas reprendre de forces.

Examen. — Tumeur du rein, lobulée, grosseur du poing, occupant les extrémilés du rein, se continue sur la capsule du rein, entoure la tumeur qu'elle enveloppe.

Examen microscopique. — Cancer.

— Récidive 3 mois après.

OBS. 127. — *Cas de néphrectomie pour carcinome.* WILLIAMS. *Lancet.* London, 1892, II, p. 1098.

Homme, 58 ans, admis à l'hôpital pour douleurs aiguës dans la région lombaire gauche. Il y a 15 ans, sciatgie du côté gauche qui dura plusieurs semaines.

Neuf ans après, premiers symptômes rénaux. Douleurs passagères étant le principal symptôme. Un peu plus tard, la douleur devient permanente. Il s'alite. Hématuries fréquentes et abondantes. Douleurs à la miction et persistant après. Pas d'histoire précise de colique rénale.

Examen. — Fortement amaigri. Dans la région lombaire gauche, projection externe bien marquée se montrant en avant, surtout dans le décubitus dorsal. Tumeur dure au toucher, très mobile, excessivement sensible à la palpation, de même que les téguments où se ramifiaient les branches cutanées du plexus lombaire. Mictions impérieuses et parfois en très petite quantité, généralement la nuit. Couleur de l'urine tantôt claire, tantôt foncée et trouble.

Opération, le 1er mai 1892. — Laparotomie : Incision de 12 centim. le long de la ligne semi-lunaire. Intestin est poussé en dedans et on arrive à travers le mésocôlon. Rein fortement augmenté de volume, semble sain. Ponction avec une aiguille, pas de pierre. Ponction du bassinet négative. Néphrotomie et néphrectomie. Ligature en masse à la soie. Drainage. Poids du rein, 400 gr. Partie supérieure saine ; les 2/3 inférieurs, tissu carcinomateux pur. Capsule épaissie et fortement adhérente sur les 2/3 inférieurs de l'organe. Partie supérieure de l'uretère augmentée de volume, dilaté de la grosseur d'une orange et contenant 60 à 80 gr. de pus fétide, peu épais. Le bassinet semblait absolument oblitéré par le tissu néoplasique.

Trois jours après l'opération, mort en état comateux.

AUTOPSIE. — Cavité abdominale contient environ 3 litres de liquide semipurulent. Adhérences de l'intestin. En avant de la colonne vertébrale, région lombaire, ganglions lymphatiques indurés derrière les vaisseaux ayant près de 2 centim. et demi de diamètre et apparemment infiltra tion maligne.

Examen microscopique. — Cancer encéphaloïde.

OBS. 128. — *Sarcome du rein. Néphrectomie abdominale.* G.-H. HUME. *Lancet.* London, janvier 1893, p. 196.

Homme, 41 ans, depuis un an perd du poids.

Il y a trois mois, pour la première fois, douleurs dans le côté gauche. Douleurs qui traversent le corps et descendent jusqu'à la hanche. Quelques semaines avant son admission, son médecin découvrit une grosseur dans le côté gauche.

Examen. — Tumeur dans l'abdomen, grosseur tête fœtale sous le rebord des côtes à gauche. Masse nodulaire et dure avec contour irrégulier, bien défini en bas et se perdant en haut sous les côtes. Percussion : une large bande tympanique à la surface antérieure de la tumeur. Urines normales.

Opération, 31 octobre. — Incision latérale oblique transpéritonéale. Abdomen ouvert, on trouve que la tumeur est dans le rein gauche. De l'incision première on en fait une seconde, divisant toute la paroi abdomidale, péritoine inclus. Le péritoine couvrant le rein décollé. Néphrectomie. Guérison.

Examen histologique. — Sarcome à cellules rondes, développé à la partie supérieure du bord concave de telle sorte que le tissu rénal recouvrait la face postérieure de la tumeur.

Obs. 129. — ROBERTS W.-O. *American Practitionner and News*, Louisville, vol. XVII, p. 343, 1894, d'après GEORGE WALKER. *Ann. of Surg.*, XXVI, 1897.

Malade 5 ans, rein gauche envahi, durée deux mois, opération incision d'Abbé très peu d'hémorrhagie. Poids de la tumeur 6 livres. Guérison. Pas d'histoire ultérieure.

Obs. 130. — *Sarcome du rein*, présenté à la *Société de chirurgie de New-York*, 9 mai 1894. C. Mc BURNEY. *Ann. of Surgery Philad.*, 1894, XX, p. 373.

T. B..., garçon, 10 ans. En juin 1893 fut frappé par une balle dans la région hypogastrique droite. Peu de temps après, douleurs vives dans la région lombaire droite. Perte de poids. En octobre, abdomen fortement distendu. Pas de maladie spéciale. Peu de temps après, sa mère remarqua une masse sous le rebord costal droit où il avait été frappé par la balle. Vomissements, douleurs continuelles dans la région lombaire droite. Perte de poids rapide. Constipation.

A l'examen : Masse nodulaire ronde, vers la ligne médiane au-dessus de l'ombilic. 10 centim. de diamètre. Veines cutanées dilatées, tumeur irrégulière, allant jusqu'à 7 centim. des apophyses épineuses et la jonction des 8e et 7e cartilages costaux du côté gauche. Région lombaire proéminente. Pas de coliques rénales. Urines normales.

Opération. — Incision lombaire de la ligne axillaire postérieure, allant en avant sur une longueur de 10 à 12 centim. et prolongée jusqu'à la ligne médiane. Tumeur adhérente au côlon et au mésentère. En séparant la tumeur, on laisse un peu de tissu de sarcome sur l'intestin. Néphrectomie. Pinces à demeure sur le pédicule. Tumeur globuleuse avec capsule distincte, unie. Du bord inférieur de la masse, une masse pédiculée à laquelle adhérait ; la tumeur était un myo-chondro-adéno-carcinome. Guérison, mais la récidive est attendue prochainement.

Obs. 131. — *Carcinome du rein*. ALM. *Brit. Med. Jour.*, déc. 1894, d'après *Centralblat sexual-organe*, 1896.

Homme, 39 ans ; depuis 7 ans, accès d'hématurie sans cause appréciable, sans douleurs. Une fois seulement un petit calcul est sorti avec les urines. Dans les intervalles, les urines normales. Depuis trois ans, la tumeur du côté droit palpable.

État actuel. — Tumeur grande comme le poing d'un adulte, ronde, dure, bosselée, mobile.

Néphrectomie, pas de métastase. Carcinome primitif du rein.

OBS. 132. — *Néphrectomie pour sarcome.* SULLIVAN. *J. Am. Asoss.* Chicago., XVIII, p. 38, 1892.

Jeune fille, 17 ans. Pas d'antécédents héréditaires, mère morte d'affection du rein avec hydropisie.

La malade souffre de troubles nerveux vésicaux, depuis son enfance. En 1889, à 16 ans, douleurs dans la région lombaire droite. Mictions douloureuses, parfois fréquentes, fièvre. Urines contenant du pus en abondance. Masse dans la région lombaire droite s'étendant en avant, dure, sensible à la pression.

Incision de Czerny, du bord de la dernière côte correspondant avec le bord externe du carré des lombes jusqu'au dessus de la crête iliaque, avec incision supplémentaire, transverse allant en avant. Rein gros, dur. Néphrectomie, ligature à la soie du pédicule. La malade supporte l'opération très bien. Quantité d'urines dans les 24 heures suivantes : 1,800 gr.

Examen microscopique. — Sarcome à petites celles rondes et fusiformes bien dessinées, ayant envahi la plus grande partie de l'organe. La partie supérieure de cette masse est nécrosée. Ulcération large et profonde se voyait au centre de la masse.

— Il y a 20 mois que la néphrectomie a été faite, et jusqu'à présent pas de récidive.

OBS. 133. — *Sarcome du rein chez l'enfant. Néphrectomie.* WALKER GEORGES. *Ann. of. Surg.* Philadelphie 1897, XXVI. p. 529.

— Fillette 6 ans. En novembre 1892, elle commença à se plaindre de douleurs à la hanche gauche.

Le début soudain et exagéré par la pression ; au bout d'une semaine, disparition des symptômes. Trois semaines après, sa mère découvre, dans le côté gauche de l'abdomen, une grosseur. Depuis lors légère perte de poids, pas de sang dans les urines à aucune époque.

Le 31 janvier 1893. Opération. Néphrectomie totale de la tumeur.

Guérison rapide sans accident.

— Morte de récidive à la fin du 4e mois.

OBS. 134. — WALKER GEORGES.

Fillette, 13 ans. Il y a 6 mois douleurs continues apparaissent dans le côté droit. Un mois après leur début on trouve une tumeur du côté gauche.

Opération en juillet 1896. Laparotomie latérale.

Morte 12 heures après l'opération.

Examen microscopique. — Sarcome fusicellulaire.

Obs. 135. — *Sarcome du rein*. Communication faite à la *Société de chirurgie de New-York*, nov. 1893. Abbé. *Ann. Surg*. Philadelphie 1893, XVII, p. 68.

Dr Abbé présente une tumeur sarcomateuse du rein, enlevée chez un enfant de 13 mois ; poids de l'enfant étant de 15 livres après l'opération et celui de la tumeur 7 livres et demi.

Néphrectomie. Guérison.

Le rein long et étroit avait deux doigts de large, 12 centim. de long.

— Bien portante et sans récidive 6 ans et demi après l'opération. Lettre privée de l'auteur.

Obs. 136 *Adéno-Sarcome. Néphrectomie. Guérison*. Abbé. *Ann. of. Surgery*. Philad., XXII, 1894.

Fillette 2 ans, forte jusqu'à 5 mois avant son entrée à l'hôpital. A cette époque on avait remarqué une petite grosseur dans l'abdomen, qui avait augmenté progressivement de volume.

Hématurie 3 mois avant.

Examen de la tumeur volumineuse, solide, occupant la région inguinale lombaire.

Néphrectomie.

Examen microscopique. — Adéno-sarcome.

— Morte 3 ans et demi après l'opération de récidive dans le rein opposé. Lettre privée de l'auteur.

Obs. 137. — *Cancer du rein. Laparotomie. Guérison*. Mixter. *Boston méd. and surgical Journ.*, 15 septembre 1892, p. 262.

Homme, 60 ans. Il y a plusieurs mois, en marchant dans l'obscurité, tombe dans un trou et se cogne fortement le côté gauche au-dessous des côtes. Perte de connaissance.

Quelques mois plus tard, douleurs hypogastriques et hématurie. On trouve la vessie distendue par l'urine et caillots sanguins. Le malade pisse du sang et des caillots pendant neuf jours. Depuis lors pas d'hématurie.

Examen. — Bonne santé. Dans le côté gauche de l'abdomen, masse dure tout à fait mobile, de la grosseur d'une noix de coco remplissant le côté de la ligne blanche à la ligne semi-lunaire. Pas de douleur. Impossibilité de localiser le côlon descendant.

Diagnostic. — Cancer du rein probable.

Opération. — Laparotomie : Côlon descendant au dehors et un peu en arrière de la tumeur. Incision péritonéale transmésocolique. Tumeur couverte par des veines énormes. Hémorrhagie abondante, néphrectomie, ligature double à la soie. Guérison rapide sans aucun accident.

Examen microscopique. — Tumeur composée de masse de cellules épithéliales séparées par des mailles de tissu conjonctif, par endroits des cellules entre-croisées dans les mailles.

Diagnostic. — Cancer du rein du type glandulaire.

OBS. 138. — LOTHEISSEN. *Arch. f. klin. chirurgie*, LII. 4, 1896.

Femme, 24 ans, entrée dans le service 1er novembre 1894, la malade s'est aperçue, il y a 9 mois, d'une tumeur du côté droit de l'abdomen. Elle prétend avoir maigri.

Examen. — Tumeur grande comme tête d'enfant. En haut, à deux travers de doigts au-dessous de l'ombilic, en bas, jusqu'à l'épine iliaque antérieure, en dehors, jusqu'à la ligne mammaire, en dedans, dépassant la ligne médiane, fluctuation vague. Rein droit palpable, l'ovaire droit n'est pas palpable, l'utérus ne sent pas les déplacements de la tumeur.

Diagnostic probable. — Tumeur de l'ovaire.

Le 5 novembre. Opération. Laparotomie médiane. La tumeur est confondue, avec l'extrémité du rein. Extirpation de la tumeur et du rein.

A la coupe : Plusieurs cavités avec contenu hémorrhagique. Adéno-carcinome du rein avec des noyaux de psammomes.

— Guérison persiste jusqu'à présent (date de la publication du travail, c'est-à-dire 2 ans).

OBS. 139. — LOTHEISSEN. *Arch. f. klin. chirurgie*, LII, 4, 1896.

Étudiant, 18 ans, entre à l'hôpital le 7 décembre 1891.

Novembre 1890, très affaibli. Rétention complète d'urine pendant 7 heures, le 19 novembre, suivie d'hématurie avec des caillots et douleurs dans l'urèthre. Accès de frisson. L'hématurie et les douleurs ont disparu bientôt.

Deuxième hématurie en mars 1891. Au mois de mai, il s'est aperçu d'une tumeur douloureuse à la marche et pression, grosse comme un œuf de poule. La tumeur s'agrandit rapidement et, au mois de septembre, a dépassé la ligne médiane. Pertes des forces. Bon appétit.

Examen. — Tumeur dans le côté droit de l'abdomen tendu, limite inférieure convexe dépassant la ligne médiane au-dessous de l'ombilic, ayant la forme du rein. Un peu mobile, surface lisse, unie. Un peu d'albumine et peu de leucocytes dans les urines.

Le 15 décembre. Laparotomie à 3 travers de doigts au-dessous de l'ombilic. Côlon transverse adhérent, l'uretère thrombosé par la masse néoplasique. A cause de l'affaiblissement du malade, extirpation incomplète.

Pneumonie, érysipèle. Mort le 29 décembre.

AUTOPSIE. — Péritoine normal, uretère thrombosé.

Sarcome.

OBS. 140. — LOTHEISSON. *Arch. f. klin. chirurgie*, LII, 4, 1896.

Femme, 52 ans, entrée à l'hôpital le 4 novembre 1890. Bonne santé, quelques douleurs lombaires vagues. Parfois un peu d'hématurie.

Pâques 1890. Rétention pendant 36 heures, suivie d'une hématurie abondante. Elle ne s'est fait opérer d'une tumeur qu'en novembre 1890.

Examen. — Amaigrissement. Tumeur dans l'hypochondre droit, bosselée, assez dure, mobile. Urines normales.

Le 12 novembre. Néphrectomie lombaire. Fortes adhérences. Extirpation complète impossible. On a laissé la glande surrénale carcinomateuse. Plus tard, l'œdème néoplasique s'est développé.

Mort le 6 janvier 1891.

OBS. 141. — LOTHEISSEN. *Arch. f. klin. chirurgie*, LII, 4, 1896.

Homme, 30 ans, entré le 18 avril 1893. Père mort d'un cancer de l'œsophage. Le malade éprouve depuis 1890 des *hématuries* précédées par des coliques dans l'hypochondre droit.

Foie augmenté de volume (le malade a vécu longtemps au Brésil). Tumeur droite s'étendant en dedans, jusqu'à la ligne médiane, et en bas, jusqu'à la crête iliaque, dure, pas douloureuse, mobile par la respiration. Urines, un peu d'albumine. *Hématurie microscopique.*

Le 27 avril. Néphrectomie lombaire avec résection de 8 centim. de la 12° côte (parce que le pôle supérieur du rein s'étendait en haut jusqu'à la 4° côte). Pneumo-thorax.

La tumeur lisse, unie, avec plusieurs grandes proéminences.

Bassinet et uretère remplis par le néoplasme.

A la coupe. — Adéno-carcinome.

— Guérison persistait 2 ans et 8 mois (c'est-à-dire jusqu'à l'apparition du travail).

OBS. 142. — LOTHEISSEN. *Arch. f. klin. chirurgie.* LII, 4, 1896.

Étudiant, 20 ans, entré le 26 juin 1893.

Le malade s'est fait opérer 12 mois avant d'une tumeur.

Cinq mois avant l'opération, hématurie sans douleurs, persistant pendant plusieurs semaines.

Maigre. Côté droit de l'abdomen proéminent. Pas de délimitation possible entre le foie et la tumeur. A cause d'une apparence de fluctuation, on a diagnostiqué kyste du pancréas ouvert dans le bassinet.

Le 28 juin. Laparotomie. Incision sur le bord externe du muscle droit, deuxième incision transverse au niveau de l'ombilic.

Extirpation. Guérison persistant deux ans et demi. Le rein était à cheval sur le pôle supérieur de la tumeur. Uretère et bassinet non dilatés et libres. Les vaisseaux libres. La tumeur séparée du tissu rénal nettement par une capsule fibreuse. De la capsule partent des cloisons qui divisent la tumeur dans des noyaux très mous, hémorrhagiques.

Examen microscopique. — La tumeur est très ressemblante à un endothélioma.

Diagnostic. — Struma supra-renalis de Grawitz, à cause de la grande ressemblance de sa structure de la glande surrénale.

— Guérison persiste : deux ans et demi après l'opération. (In travail de l'auteur).

OBS. 143. — LOTHEISSEN. *Arch. f. klin. chirurgie.* LII, 4. 1896.

Femme, 56 ans, entrée le 21 avril 1894. Douleurs lombaires et sacrées s'irradiant dans la cuisse. Pas d'hématurie. Albumine 1 gr. pour 1000. Amaigrissement. Quatre mois avant son entrée, elle s'est aperçue d'une tumeur du côté droit.

Examen. — Tumeur région lombaire, tête d'un enfant, dure, bosselée, nettement délimitée, mobile avec la respiration.

Le 27 avril. Néphrectomie lombaire.

Guérison, mais récidive plus tard.

Uretère, bassinet, veine et artère normales. Tumeur grosse comme tête d'enfant, elle occupe les deux tiers supérieurs du rein normal. Struma supra renalis de Grawitz.

— Mort, 9 mois plus tard.

OBS. 144. — *Grosse tumeur rénale chez un enfant. Néphrectomie abdominale Guérison. Récidive.* HERBERT ILOTT ET WALSHAM. *Brit. Méd. Jour.* 1 avr. 1893, p. 694.

Garçon, 9 mois et demi, se présente en mars 1892 ; depuis un mois la mère a remarqué dans le côté gauche de l'abdomen une tumeur graduellement croissante. Santé générale assez bonne. L'enfant semble avoir parfois de la douleur et de la difficulté à la miction. Légère hématurie récente.

Examen — Côté gauche abdominal rempli par une grosse tumeur à contour arrondi s'étendant dans une faible distance au-dessous de la crête, presque dans la fosse iliaque, et dépassant la ligne médiane, mobile et palpable par la pression dans la région lombaire. Sensation presque fluctuante à la palpation.

Diagnostic probable. — Hydronéphrose.

Chloroforme donné, ponction aspiratrice par la région lombaire, qui démontre que la tumeur était soluble. Il ne vint qu'un peu de sang par la canule. Admis à l'hôpital en avril. Diagnostic de tumeur rénale solide est confirmé.

Opération. — Chloroforme. Incision de 12 centim. de long, dans la région abdominale gauche. Tumeur a une capsule fibreuse unie de laquelle se ramifient des vaisseaux. La palpation intra-abdominale donne une sensation tellement élastique que, pensant à des kystes, on la ponctionne, ce qui, joint à une incision, donna issue à un peu de liquide et à une substance grise friable.

Néphrectomie. — On enlève un ganglion lymphatique hypertrophié. Guérison. Quitte l'hôpital le 4 mai 1892, la plaie étant complètement fermée.

Dix jours plus tard, la plaie se rouvre. Suppuration à cause d'un fil.

Tumeur grosse envahissant le centre et le côté externe du rein.

A la coupe, elle semblait être encapsulée. Nombreux petits kystes.

Examen microscopique. — Adénome kystique congénital du rein.

Mars 1893. Récidive. L'enfant fortement amaigri. Cavité abdominale remplie par une grosse tumeur à développement rapide. Grosses veines superficielles abdominales. Mort de récidive, 12 mois après opération.

Obs. 145. — *Carcinome du rein.* EDGAR WILLETT. *Trans. Path. soc. Londres* 1895, p. 87.

Jeune homme 19 ans. En novembre 1892 remarque tumeur dans région lombaire droite. Pas de douleur. Tumeur augmente rapidement de volume, symptômes urinaires négatifs.

Opération, mai 1893. — Incision antérieure transpéritonéale dans la ligne semilunaire droite. Néphrectomie. Convalescence heureuse. Hiver suivant, le malade chasse.

Novembre 1894. Tumeur masse grosse nodulaire ayant envahi la plus grande partie du rein surtout à sa partie supérieure. Apparence macroscopique sur surface de section de nombreuses cavités ou kystes remplis d'une substance molle et homogène.

Examen microscopique. — Adéno-carcinome du rein.

Guérison se maintient jusqu'en novembre 1894 (18 mois après opération). Après on ne l'a plus revu.

Obs. 146. — *Carcinome du rein gauche de très longue durée. Néphrectomie. Guérison.* ANDERSON. *Lancet,* London, 1895, avril, p. 1053.

Femme 51 ans, admise à l'hôpital Saint-Thomas, 8 janvier 1895. Depuis 6 ans, tumeur dans le côté gauche, indolore. Amaigrissement ces derniers mois.

Jamais d'hématurie.

Examen local. — Tumeur irrégulière ronde, de la grosseur d'un œuf d'autruche, s'étendant du rebord costal gauche, en arrière de la région lombaire, en bas à la crête iliaque, en dedans jusqu'à la ligne médiane. Insensible à la pression. Légèrement mobile avec adhérences évidentes sur le côlon descendant qui passe sur le côté gauche de la tumeur. Urines : traces d'albumine. Jamais d'hématurie.

Diagnostic — Tumeur rénale ou peut-être épiploïque.

Opération le 4 février. — Incision abdominale à la ligne semilunaire gauche. Après la section du péritoine on se trouve en face d'une tumeur unie ronde et légèrement lobulée, se prolongeant jusqu'à la partie supérieure du rein gauche. On l'isole avec soin. Ligature du pédicule rénale en 3 parties. On enlève la masse, pas de drainage. On ne trouve pas traces de capsule surrénale, non plus des ganglions hypertrophiés. Guérison.

Examen microscopique. — Carcinome ayant envahi le 1/3 supérieur du rein.

Obs. 147. — GRASER. *Deutsche arch. f. klin. méd.,* Bd LV, p. 500.

Enfant trois ans. Depuis longtemps un gros ventre.

L'hiver 1892, l'abdomen augmente vite. En décembre 1892 et mai 1893 hématurie pendant une journée. Pas de douleurs.

Examen, 24 septembre 1893 — Tumeur abdominale remplissant toute la partie gauche de l'abdomen. Partie inférieure un peu bosselée. Devant la tumeur, le côlon descendant. Pas d'albuminurie. Après la centrifugation, amas de cellules rondes. Ponction de la tumeur, le 28 septembre. Tumeur solide, on obtient un peu de sang avec quelques flocons blanchâtres semblables aux flocons obtenus dans ces urines.

Diagnostic. — Sarcome globocellulaire du rein.

29 septembre. Incision de l'angle costo-vertébral jusqu'au bord externe du droit externe, longueur 23 centimètres. Résection de presque toute la douzième côte. Incision du péritoine dans le but d'introduire la main pour explorer le rein du côté opposé qui a été trouvé normal. Suture de la partie abdominale de l'incision. Extirpation de la tumeur par le reste de la plaie. Le côlon descendant était dans un point si adhérent à la tumeur qu'il fallait faire une résection partielle du côlon pour enlever tout le néoplasme. A cause de l'affaiblissement du malade, l'opérateur a remis cette résection du côlon pour une opération postérieure et il a fermé l'abdomen.

Le 30 septembre. Mort.

Autopsie. — La tumeur pesait 1,250 gr. 16 : 14 : 12. Circonférence 48.38 centim. La tumeur entourée partout d'une capsule sauf, à la partie adhérente au côlon. Le reste du rein à cheval sur la tumeur. — *A la coupe :* Sarcome globocellulaire ; par places : angio-sarcome.

Le bassinet envahi par la tumeur et cela explique les masses floconneuses dans les urines. La capsule n'était nulle part percée, sauf à la partie adhérente au côlon.

Le côlon descendant montre une partie, comme une pièce de deux francs, envahie par la tumeur, mais seulement les couches péritonéale et musculaire sont prises. Rein droit normal.

Obs. 148. — *Venendothélium.* MANASSE. *Virch. Arch.,* 1895, vol. 143, p. 278, et vol. 145.

Jeune fille de 19 ans. A l'âge de 13 ans, une tumeur du rein gauche, comme une noisette.

Néphrectomie six ans plus tard par Professeur Lucke. La tumeur présente un kyste 25 : 15 dans le pôle supérieur du rein. La paroi interne du kyste présentait un aspect villeux par nombreux prolongements flottants à l'intérieur du kyste.

Examen histologique a démontré qu'il s'agit d'une tumeur formée par la prolifération des endothéliums veineux, transformation des veines dans des cavités, remplissement et obturation de ces veines et de ces cavités par ces cellules proliférantes. Dans la capsule de la tumeur on a trouvé des fibres musculaires lisses, peut-être sont-ce des fibres lisses de la paroi veineuse.

La grande cavité centrale qui a donné à cette tumeur l'aspect d'un kyste était formée d'un ramollissement central de la tumeur.

Obs. 149. — MANASSE.

Femme 55 ans. Depuis deux ans douleurs vagues dans l'abdomen. Depuis 5 mois augmentation de volume de l'abdomen.

Examen. — Tumeur gauche qui s'élève du petit bassin, ronde, fluctuante.

Laparotomie (Freend) a montré qu'il s'agissait d'une tumeur rénale. Néphrectomie. Mort 9 jours après l'opération (Pneumonie et vomissements fécaloïdes).

AUTOPSIE. — Métastase dans les ganglions rétro-péritonéaux, dans les vertèbres depuis la 12e dorsale jusqu'à la 5e lombaire ; de même métastase dans les ganglions axillaires et sus-claviculaire. Le point de départ de la tumeur était la portion conjonctive du bassinet. La tumeur a envahi toute la partie centrale du rein et a percé le bord convexe du rein comme un kyste bien délimité, dans les parois duquel il y avait de nombreux petits kystes. A la surface interne des kystes, il y avait des proéminences en partie kystique et en partie solide. Au niveau du bassinet, il y avait une tumeur solide blanche ; dans le kyste, un litre de liquide louche. La muqueuse du bassinet normal ainsi que le reste de la substance rénale.

L'*examen microscopique* a démontré qu'il s'agissait d'un néoplasme kystique qui a débuté par une prolifération de l'endothélium des vaisseaux lymphatiques et que le kyste n'était que les vaisseaux lymphatiques dilatés. Les proéminences solides ; sur la paroi interne du grand kyste se sont produits aussi des petits kystes par la prolifération exagérée de leur endothélium.

OBS. 150. — MANASSE.

Femme 53 ans, depuis 3 ans, douleurs en se penchant en avant.

Février 1894, elle s'est aperçue, dans la région de la vésicule biliaire, d'une tumeur de la grosseur d'un œuf, qui augmente sans occasionner de douleurs.

10 juillet 1894. Néphrectomie (Bœckel). Guérison.

La malade a été perdue de vue après sa sortie de l'hôpital.

Examen. — Tumeur grosse comme le poing. Elle est dans le pôle supérieur du rein avec quelques bosselures. A la coupe, consistance moyenne, séparée par une capsule fibreuse du rein. Le bassinet normal.

Examen microscopique. — Montre une ressemblance de la stucture surrénale, et elle a comme point de départ des noyaux surrénaux au-dessous de la capsule rénale.

OBS. 151. — MANASSE.

Fillette, 3 ans. Entrée à la clinique le 28 avril 1894. On sent une tumeur dans l'abdomen, qui existerait depuis trois semaines. Ponction, on trouve quelques débris de tissu qui, examinés au microscope, donnaient la réaction de glycogène.

D'après l'examen microscopique : Rhabdo-myosarcome.

Opération, 11 juin 1894. — Extirpation du rein gauche.

Le 14 juillet : Guérison complète.

La tumeur grosse comme une tête d'homme. Poids, 1,900 grammes. Appartient à la partie latérale du rein et il semble qu'elle est augmentée du côté du bassinet. Le rein entoure la tumeur comme une coque. Bassinet un peu dilaté. Consistance d'un fibromyôme de l'utérus.

Examen microscopique. — Rhabdo-myosarcome.

Septembre 1894. Récidive de la grosseur d'une pomme. La tumeur augmenta rapidement, occasionnant de grandes douleurs. Mort le 16 avril 1895; 10 mois de service.

OBS. 152. — TUFFIER. *Adéno-épithéliome hémorrhagique du rein droit. Néphrectomie partielle, suivie de guérison.* Communication faite à la *Soc. anat.* par MM. CHARLES LÉVI et H. CLAUDE, mars 1895.

Femme, 44 ans. Entre à l'hôpital Beaujon le 26 décembre 1894, dans le service de M. Th. Anger.

La maladie actuelle a débuté il y a six semaines. Elle a commencé à ce moment à sentir des douleurs de ventre du côté droit. Les douleurs partaient de la base du thorax et s'irradiaient en bas jusque dans la cuisse droite. Ces douleurs sont allées en augmentant. Urine plus souvent, mais peu à la fois. La nuit, 3 ou 4 mictions. Les urines ont toujours été normales. Il n'y a jamais eu de sang, ni dépôt d'aucune sorte. Grasse, son état général paraît excellent. La palpation du flanc droit dénote l'existence d'une légère mobilité du rein droit qui est douloureux à la pression. On ne le sent pas augmenté de volume.

Opération, le 27 décembre 1894, par M. TUFFIER. — Le rein droit est plus volumineux que normalement. A sa face postérieure, près de l'extrémité inférieure, il existe une saillie de la grosseur d'une noix, bosselée, dure avec des taches violacées. On y voit des points blancs d'aspect kystique qui, à l'incision, ne donnent pas issue à du liquide et des points noirâtres d'aspect hémorrhagiques, pourtant une petite incision faite à ce niveau ne laisse pas écouler de sang.

On circonscrit la petite tumeur par une incision elliptique, en ayant soin de dépasser ses limites. Pas de délimitation nette entre la tumeur et le tissu rénal. Suture de la plaie rénale par quelques points au catgut. On fixe le rein à la paroi aponévrotique. Drainage de la plaie à la gaze iodoformée.

Les suites de l'opération furent simples et la malade sort guérie le 2 février. Revue au commencement de mars, la guérison se maintient.

Examen de la tumeur. — La tumeur, du volume d'une noix, est entourée de tissu rénal d'apparence saine. Elle s'étend en profondeur de la périphérie du rein, où elle présente un aspect bosselé et une apparence hémorrhagique jusqu'à la graisse du bassinet.

Examen histologique. — 3 zones : périphérique, moyenne, centrale, la zone périphérique se continue sans ligne de démarcation avec le tissu sain. En résumé, disent les auteurs, l'évolution de la tumeur paraît être la suivante : Les tubes se dilatent, leur épithélium prolifère jusqu'à former des végétations dans les tubes devenus kystiques. Puis des hémorrhagies se produisent dans ces cavités à une époque plus avancée. L'abondance du tissu conjonctif peut expliquer la bénignité de la tumeur pendant longtemps.

OBS. 153. — *Myxo-sarcome du rein gauche.* BAZY. *Bull. de la Société de chirurgie*, séance du 9 février 1898.

Homme, 55 ans. Il y a plusieurs années qu'il souffre de douleurs vagues dans

H.   10

la région lombaire gauche; mais c'est surtout depuis un mois qu'il ressent de vives douleurs dans le flanc gauche.

Il y a 15 jours il s'aperçoit que cette région devient proéminente.

Examen.— On sent dans le flanc gauche une tumeur volumineuse : surface lisse, mate et entourée d'une zone de sonorité partout, même en arrière; bon état général.

Laparotomie, le 17 janvier 1898. — Incision de Langenbuch. La tumeur paraît fluctuante. Ponctionnée avec le trocart de l'appareil Potain, il sort du liquide noirâtre, constitué par du vieux sang. En continuant l'énucléation, on tombe sur une masse blanc rosé qui se déchire, montrant ainsi qu'il s'agit là d'une vraie tumeur du rein et non d'un kyste rénal.

Néphrectomie; cela fait, comme des parties de la capsule cellulo-adipeuse, en arrière et en dehors, paraissent suspectes, parce qu'on voit là comme des infiltrations d'une substance gluante, gélatineuse, empoissant les doigts, on la réséque. Ligature du pédicule au catgut. Le pédicule a pu être examiné et on n'a pas senti ni vu de ganglions.

Les suites opératoires bonnes, mais à partir du 27 janvier (10 jours après opération) dyspnée. On constate matité aux deux bases. Ponction avec seringue de Pravaz et on obtient un liquide muqueux, analogue à celui obtenu pendant l'opération. Le néoplasme s'était évidemment généralisé.

Mort le 31 janvier 1898. — Tumeur : tête de fœtus à terme est implantée par une très large base sur le bord extérieur du rein. En haut, à son union avec le rein, la tumeur s'est déchirée pendant l'opération. Elle est constituée par une grande poche, remplie d'une boue brunâtre, chocolatée. La paroi de la poche est épaisse. On enlève les caillots avec un filet d'eau et on voit alors la surface interne de la poche avec des bourgeonnements néoplasiques.

Examen microscopique. — Myxosarcome.

Ons. 154. — *Tumeur de la capsule surrénale avec envahissement du rein.* MORRIS. *Brit. Med. Jour.*, 1893. 7 janvier. p. 2.

Homme, 43 ans, a eu des hématuries pendant deux ans, et après l'influenza, qu'il a eue pendant l'été de 1891, il maigrit.

En mars 1892, on découvrit une tumeur dans le côté droit de l'abdomen sans jaunisse. Il y avait un noyau très dur dans la région temporale droite, qu'il attribuait à une dent gâtée. Les deux tumeurs de l'abdomen et de la tempe sont apparues en même temps. Comme on craignait la nature syphilitique, on décida de faire une incision exploratrice.

Le 31 mai 1892. Incision de Langenbuch. On trouve le foie plein de nodules jaunes et blancs, des néoplasmes qui ressemblent à du cancer. La tumeur du rein était mobile et paraissait facilement énucléable. Néphrectomie, avec grande facilité; guérison. Quitte l'hôpital le 13 juillet 1892, complètement guéri.

Examen microscopique. Tumeur de la capsule surrénale, qui a envahi la partie supérieure du rein droit.

Obs. 155. — *Sarcome du rein gauche. Néphrectomie. Guérison.* Bittner. *Wien. Med. Wochens.*, 1897, n° 17, p. 833.

Chez un garçon de quatre ans, on a extirpé un grand sarcome du rein gauche.

L'opération est intéressante parce qu'il a fallu enlever 15 centimètres du mésentère ou côlon sans gangrène consécutive de l'intestin.

La cicatrice est aujourd'hui très bonne.

Obs. 156. — *Cancer du rein. Néphrectomie transpéritonéale. Guérison. Observation due à l'obligeance de* M. Morestin, chirurgien des hôpitaux.

Homme, 26 ans, entré le 25 août 1898, service de M. le prof. Le Dentu, salle Malgaigne, hôpital Necker.

Première hématurie au mois d'août 1895. Durée plusieurs jours. Entrée dans un hôpital, mis en observation à cause de la difficulté du diagnostic, quitte l'hôpital au bout de trois semaines. Depuis ce moment les urines sanglantes ont reparu à intervalles variables, survenant sans cause apparente et disparaissent de même. D'abord très espacées, séparées par des périodes de trois, quatre et cinq mois les hématuries sont devenues plus fréquentes et pendant le dernier semestre se sont montrées à des intervalles de quatre à cinq semaines. Au début, pas de douleurs, mais actuellement il sent dans la région lombaire et le flanc gauche une sensation de pesanteur et de tension pénible.

Il y a quatre mois que le malade a découvert lui-même une tumeur dans son flanc gauche. A peu près à la même époque on a constaté l'existence d'un varicocèle, dont le volume n'a pas sensiblement augmenté depuis cette époque. L'état général commence à s'altérer. Voilà deux mois que le malade maigrit. Les mictions ne sont ni fréquentes ni douloureuses et la quantité émise dans les vingt-quatre heures est un peu plus d'un litre. Le malade raconte qu'à plusieurs reprises, il aurait rendu des *morceaux de chair*, probablement des caillots moulés sur l'uretère.

Examen. — A gauche, une voussure s'étendant depuis le bord des fausses côtes jusqu'à la crête iliaque. La palpation montre qu'il s'agit d'une tumeur arrondie, de consistance ferme, occupant tout le côté gauche de l'abdomen et descendant jusqu'à la fosse iliaque. Mobile dans le sens antéro-postérieur et donne avec une grande netteté le signe du ballottement. Sonorité en avant de la tumeur.

Le 30 août 1898. Néphrectomie transpéritonéale par M. Morestin :

Incision de 10 centim. le long du bord externe du muscle droit sur le relief de la tumeur. Le ventre ouvert, le péritoine postérieur est incisé en dehors du côlon. Décollement de la tumeur avec les doigts. Elle est accouchée à travers la plaie pariétale. Deux clamps sont alors placés sur le pédicule dont la section permet d'extraire la masse, dont le volume est presque celui d'une tête. La tranche de section du pédicule est examinée attentivement. La pince est placée sur des tissus sains. La partie supérieure était un fragment de capsule surrénale, reconnaissable à sa coloration d'un jaune verdâtre. *Nulle part on ne sent de ganglions lymphatiques engagés ni au voisinage du pédicule, ni au-devant de la colonne vertébrale.*

Les bords de l'ouverture faite au péritoine postérieur sont attirés en avant et fixés à la plaie pariétale. La loge rétro-péritonéale est bourrée de gaze stérilisée et de gaze iodoformée. Les suites ont été très favorables. — Guérison. Le malade est complètement guéri fin octobre. — L'opéré a bonne mine, il a pris de l'embonpoint.

Le varicocèle dont nous avons constaté l'existence et qui était assez considérable, gros comme un œuf, a disparu depuis l'opération. Même quand le malade est debout et qu'il a marché, on ne retrouve plus les paquets variqueux du cordon. Ce fait ne peut être en rapport qu'avec la suppression de la tumeur rénale, l'opération n'ayant rien révélé d'anormal en dehors de cette tumeur.

Poids : 2 kilogr. 800 gr.; le rein avait grossièrement conservé sa forme, il avait presque le volume d'une tête et sa surface présentait d'énormes bosselures.

La tumeur formait une grosse masse blanchâtre, semée de foyers hémorrhagiques gros comme des noix, des œufs.

Examen microscopique. — Sarcome du rein.

Obs. 157. — *Cancer du rein diagnostiqué par la radiographie* (due à l'obligeance de M. le professeur agrégé Hartmann).

Homme de 50 ans. En 1893, a quelques douleurs de rein qui cessent à la suite de l'ingestion d'eau de Vittel. Le 1ᵉʳ novembre 1897, a une hématurie abondante accompagnée de douleurs néphrétiques; 24 heures après, nouvelle colique néphrétique. En juillet, fait une saison à Pougues où il a nouvelle colique. Depuis ce moment a des douleurs continuelles dans le rein, sous l'omoplate et dans l'hypochondre gauche; amaigrissement.

Le 24 septembre 1898, contracture lombaire, grande tension de la paroi abdominale antérieure à gauche. Douleur à la pression de l'uretère et par la succussion du rein qu'il est impossible de sentir au palper. La radiographie permet de constater, sous la voûte diaphragmatique, la présence d'une tumeur donnant une ombre à contour arrondi.

Le 5 octobre 1898. Néphrectomie lombaire par M. Hartmann : Incision lombaire curviligne se recourbant en dehors un peu au-dessus de la crête iliaque. On atteint ainsi le pôle inférieur du rein, mais il ne se laisse pas amener, étant partout adhérent. On commence le décollement, rendu difficile par ce fait que la tumeur est fixe et friable, que les pinces déchirent le tissu sans rien attirer. On agrandit l'incision en la prolongeant transversalement en dehors. A partir de ce moment on peut avancer dans le décollement. La tumeur adhère à la concavité diaphragmatique et toute cette partie supérieure est difficile à libérer. Au contraire, le pôle inférieur du rein sain est amené immédiatement dans la plaie. Toutes ces manœuvres sont faites aussi rapidement que possible, bien que pénibles et sans hémostase. On cherche à atteindre le hile aussi rapidement que possible, pensant que c'est le meilleur moyen d'arrêter l'hémorrhagie qui se fait par tous les points éraillés de la tumeur.

Ce hile est sain, sans ganglions ; deux pinces de Kocher l'étreignent, on le sectionne. Ligature de ce hile. Régularisation du foyer, drainage.

Guérison sans incident.

Ons. 158. — HANS BRÄNINGER. *Beiträge z. klin. chir.*, XVIII, 1897, p. 493.

Homme, 50 ans. Il y a cinq ans, il vit du sang dans ses urines pour la première fois. Durée, quatre à cinq jours, avec des caillots vermiformes. En même temps, douleurs dans la région rénale gauche après chaque hématurie. Depuis, les hématuries et les douleurs se sont répétées à plusieurs reprises à intervalles de quelques jours à quelques mois. Les périodes hématuriques se terminent toujours brusquement. Fréquence des mictions.

Le 13 février 1891. État général bon. Cystoscopie vésicale négative. Orifice urétéral gauche un peu plus large que le droit. Pas de tumeur. Urines non pathologiques. Rien de remarquable dans l'abdomen.

Diagnostic probable. — Néoplasme rénal gauche. Expectation.

Le 6 mai 1892. Consultation. Le malade a eu depuis de nombreuses hématuries survenues toutes les quatre semaines. Le médecin découvre une tumeur dans la région abdominale gauche. Dans la région rénale gauche, tumeur dure, comme deux poings. Mobile. Dans un petit coagulum d'une hématurie se trouve des cellules fusiformes et de grosses cellules rondes en dégénérescence graisseuse. Urine en moyenne, deux litres.

Le 20 mai 1892. *Néphrectomie gauche.* — Incision lombaire parallèle à la côte jusqu'au bord externe du grand dorsal. Ligature à la soie, tamponnement avec de la gaze iodoformée. Tumeur occupe l'extrémité inférieure du rein ; vers le hile, les végétations néoplasiques augmentent de volume. Un point suspect dans le pédicule rénal abandonné.

Microscope. — Struma supra-renalis aberrata de Grawitz (Professeur Roth). Guérison.

— Octobre 1896. Le malade se trouve en parfaite santé : quatre ans et demi après l'opération.

Ons. 159. — HANS BRÄNINGER.

Femme, 30 ans ; il y a 4 ans, néphrite. La maladie actuelle a commencé en juillet 1892 par des douleurs pongitives dans le rein gauche. Il y a deux mois on lui a découvert une tumeur qui a augmenté lentement. Dans le côté gauche, tumeurs à grosses bosselures, peu mobile grosse comme deux poings. Urines 1,200 gr. Un peu d'albumine.

Le 6 avril 1893. Néphrectomie. Incision lombaire, ouverture accidentelle du péritol . : uture du péritoine au catgut. Nouvelle incision de la paroi abdominale · pendiculaire sur la première. Résection de la XI° et de la XII° côte. Ce n'est qu'alors qu'on parvient à voir la tumeur rénale et à l'isoler jusqu'au hile. Une partie ramollie de la tumeur se déchire, il s'écoule des masses granuleuses. Deux petites plaies de la plèvre, qui ont été méconnues pendant l'opération, ont été aussitôt suturées au catgut. Bassinet rempli de végétations néoplasiques.

Examen microscopique. — Carcinome (prof. Dübler).

Mort 26 heures après.

AUTOPSIE. — Péritonite et pleurésie gauches purulentes. Envahissement ganglionnaire, mésentériques et médiastin. Hypertophie du rein droit. Double uretère. Néphrite parenchymateuse.

OBS. 160. — HANS BRÄNINGER.

Femme, 17 ans. En octobre 1895, première hématurie; quelques jours après, douleurs en forme de crampes dans la région lombaire, s'irradiant à droite.

Les douleurs se sont continuées les jours suivants. Le même mois on lui a découvert dans la partie droite de l'abdomen une tumeur qui au cours des hématuries survenant toutes les deux ou trois semaines, augmentait de volume pour diminuer ensuite. Il ne semble pas qu'il y ait augmentation de volume réelle de la tumeur depuis le mois d'octobre (janvier 1896). Un peu avant Noël, les hématuries ont duré toute une semaine.

Le 13 janvier 1896. Bon état général. Au-dessous du rebord costal droit, tumeur dure, lisse, le pôle inférieur facile à sentir sous le bord supérieur. Grosseur de tête d'enfant mobile dans le sens transversal et d'avant en arrière et de haut en bas ; indolore.

Cystoscopie vésicale. — Pas de tumeur. Urine 1,100 c. c.

Diagnostic. — Tumeur maligne du rein droit.

Le 22 janvier 1896. Néphrectomie. Incision lombaire double. Ligature de l'uretère. Déchirure de 4 centim. du péritoine accidentelle, suture au catgut. La tumeur envahit le pôle inférieur. Le rein et la tumeur recouverts d'une capsule intacte. La tumeur est bien limitée, tissu non friable, facilement déchirable.

Examen microscopique. — Carcinome médullaire (prof. Roth). Guérison.

— Octobre 1896. Pas de récidive. État général bon.

OBS. 161. — *Sarcome*, présenté à la société de Giessen le 19 février 1895, HIPPEL. *Vereins Beiträge der deutschen med. woch.*, 1896.

Fillette, 15 ans. Depuis 2 ans tumeur droite. Œuf d'oie, mobile. Urines normales.

État le 5 mai 1894. Tumeur droite, tendue, élastique, divisée par un sillon dans la ligne mammaire en deux parties. Surface lisse, les bords arrondis. En bas jusqu'à l'épine iliaque antérieure et supérieure, en haut se confond avec le foie, à gauche dépasse la ligne médiane, mobile. Pas de fluctuation, insensibilité à la pression.

Diagnostic. — Sarcome du rein droit.

Le 25 mai, Opération. Incision depuis la douzième côte jusqu'à la crête iliaque au niveau du bord externe du muscle sacro-lombaire.

Néphrectomie. Tumeur, tiers inférieur du rein. Poids total : 1,100 gr. Une capsule sépare la tumeur du rein. Le bassinet par compression est comme une fente étroite.

Au microscope. — Sarcome globocellulaire alvéolaire avec métamorphose régressive et nombreux kystes. Le tissus rénal reste normal.

— Le 19 février 1895. Pas de récidive : dix mois de survie.

Obs. 162. — Due à l'obligeance de M. le Dr TÉMOIN (de Bourges). Mme P..., 35 ans.

Aucun antécédent héréditaire, n'a jamais uriné de sang, mais depuis près d'un an s'aperçoit que son côté droit augmente de volume. En même temps, sa santé générale s'altère. Elle vint consulter en avril 1897. On constate la présence d'une tumeur dans le flanc droit, tumeur tendue, irrégulière, douloureuse et répondant au rein gauche.

Opération, avril 1897. Néphrectomie transpéritonéale en adossant, comme je l'ai toujours fait depuis huit ans, le péritoine pariétal et viscéral. La tumeur est enlevée facilement ; l'uretère, qui me semble malade, est sectionné très près de la vessie. Drainage de la loge rénale et suture excessive des deux séreuses. La malade guérit rapidement, reprend ses forces et sort de l'hôpital en excellent état.

Six semaines après, le teint redevient jaune, elle se cachectise, souffre du ventre et la palpation rencontre des bosselures disséminées ; il y a eu généralisation du péritoine.

— Mort trois mois après l'opération, de récidive.

Obs. 163. — *Kyste du rein (Struma supra-renalis); laparotomie. Guérison.* BERGSTRAND. *Hygiea.* In *Annales génito-urin.*, 1897, p. 202.

Garçon, huit ans, depuis un an, on avait observé que son ventre grossissait.

A l'examen, on constate une tumeur élastique quelque peu fluctuante, dont la masse principale remplissait le côté droit de l'abdomen.

La ponction exploratrice donna du sang noirâtre, mélangé à une masse blanche, granuleuse, dure. L'urine ne présentait rien d'anormal.

Laparotomie. — Tumeur lisse, nacrée, fortement adhérente à l'intestin. Après dégagement de la tumeur, on l'incisa. Grand kyste uniloculaire dont les parois mesuraient 3 millim. d'épaisseur. Ils contenaient une masse bleuâtre rappelant le contenu d'un kyste dermoïde ; il y avait en outre des masses solides en partie adhérentes à la paroi du kyste et quelques petits caillots.

Ligature des vaisseaux rénaux et de l'uretère.

Néphrectomie. Guérison. Le rein se trouvait inclus dans la paroi du kyste.

L'examen microscopique, fait par le professeur ODÉNIUS, démontra qu'il s'agissait d'une tumeur du rein développée aux dépens d'un tissu suprarénal aberré de de Grawitz.

OBS. 164. — NITZE. *Berlin. klin. woch.*, 1895, n° 13, p. 286.

Homme, 55 ans, souffrant depuis longtemps d'hématuries, ne présentant aucun symptôme.

Le seul symptôme important provoqué par des sensations lancinantes dans le testicule droit. Il fut impossible de savoir s'il s'agissait d'une hémorrhagie rénale ou vésicale. Ce cas est intéressant à un double point de vue: 1° par la topographie exceptionnelle du rein; 2° par la façon dont on pouvait seulement poser le diagnostic.

Le rein gauche était assez augmenté de volume. On ne pouvait toucher le pôle inférieur qu'en introduisant les doigts recourbés en haut, assez profondément sous les côtes. Opération difficile à cause de cette position haute du rein.

Incision de Simon, à laquelle on a ajouté une incision transversale. Cette position anormale du rein explique l'impossibilité de délimiter la tumeur par la palpation, malgré son volume.

L'hématurie avait cessé à l'entrée à l'hôpital. Au cystocope on vit qu'un caillot sortait de l'embouchure urétérale droite. On pouvait présumer que ce caillot se prolongeait assez loin dans l'uretère, par ce fait que l'embouchure urétérale droite formait une saillie prononcée dans la vessie, tandis que l'orifice urétéral de l'autre côté était normal et une urine claire sortait de la vessie.

Néphrectomie. — Guérison.

OBS. 165. — *Sarcome.* DOHRN. *Central. f. Gynäk.*, 1890, XIV, p. 273. In thèse CHEVALIER, p. 107.

Fille, de 3 ans, apportée à l'hôpital pour douleur abdominale, sans troubles urinaires sauf légère albuminurie. La tumeur était latérale droite ; au-devant d'elle existait la sonorité du côlon.

Néphrectomie avec succès, et deux mois après, l'enfant est encore en bon état.

L'examen histologique, fait par NAUWERCK, a prouvé qu'il s'agissait d'un sarcome parsemé de fibres musculaires striées.

— Quatre mois après, récidive (DÖDERLEIN et BIRCH-HIRSCHFELD. *Centralblatt f. d. Krank. d. Harn. u. Sexual Org.*, 1894, H. 1, 2).

TABLEAUX

N°	OPÉRATEUR ET SOURCE	S.	AGE	DIAGNOSTIC	DATE DE L'OPÉRATION	INCISION OPÉRATOIRE	EXAMEN HISTOLOGIQUE	RÉSULTATS IMMÉDIATS	RÉSULTATS ÉLOIGNÉS ET REMARQUES
1	Service de M. le Prof. Guyon.	H.	38	Tumeur du rein droit.	3 août 1896.	Incision lombaire.	Epithélioma à cellules claires.	G.	
2	Idem.	H.	60	Néoplasme rénal droit ou hydro-néphrose.	31 janv. 1898.	Incision transpéritonéale.	Epithélioma mou à dégénérescence kystique.	M.	
3	Idem.	H.	38	Tumeur du rein droit.	22 février 1890.	Incision lombaire.	Epithélioma à cellules claires.	M.	
4	Service de M. le Prof. Guyon, M. Albarran opérateur. In Thèse d'Imbert, 1898.	H.	35	Tuberculose du rein droit.	24 juin 1897.	Incision lombaire.	Cancer et tuberculose.	G.	Revu bien portant en décembre 1897. Urines claires.
5	Service de M. le Prof. Guyon, M. Albarran opérateur.	H.	51	Tumeur du rein droit. Néoplasme ou calcul.	9 mars 1898.	Incision lombaire.	Epithélioma du bassinet et du rein à cellules claires.	G.	Guérison persiste.
6	Albarran. Communication écrite.	H.	34	Tumeur du rein gauche.	20 mai 1898.	Incision lombaire.	Epithélioma et papillome du bassinet.	G.	Guérison persiste.
7	Albarran, Idem.	F.	39	Lithiase rénale droite.	23 nov. 1896.	Incision lombaire.	Sarcome.	G.	En janvier 1899 la malade se porte bien.
8	Gürl. Central. f. d. Harn. u. sexual-org., 1894, V, p. 580. Heinlein, opérateur.	G.	15 mois	Tumeur maligne du rein droit.	Juillet 1894.	Incision de Langenbuch.	Sarcome formé uniquement de cellules rondes.	G.	
9	Döderlein et Birch-Hirschfeld. Central f. d. Harn. u. sexua-lorg., 1894, H. 1 et 2.	F.	7	Tumeur du rein gauche ou de la rate.	1899.	Laparotomie médiane.	Adénomyxosarcome.	G.	Le 10 octobre 1898, bien portante. Lettre privée du Dr Perthes, de Leipzig.
10	Wender, Med. News. In Central. sexua-lorg., 1895, p. 335.	F.	25 mois	Tumeur du côté gauche de l'abdomen.	....	Laparotomie.	Rhabdo-myosarcome.	G.	
11	Coley (W.-B.), Med. News, N.-Y., 1897, LXXI, p. 407.	F.	5	Sarcome du rein.	25 sept. 1894.	Incision de Langenbuch avec une autre transversale de 0 centim. 1/2.	Sarcome à cellules mixtes avec prédominance de cellules fusiformes.	G.	Bien portante jusqu'en mai 1895, quand récidive. Morte en oct. 1895.
12	Mc Weeney, Brit. Med. Journ., 18 février 1896.	F.	53	Tumeur du rein gauche.	....	Laparotomie.	Struma supra-renalis de Grawitz.	G.	La guérison se maintient depuis 4 ans.
13	Mc Weeney, Brit. Med. Journ., 18 février 1896.	F.	38	Tumeur du rein gauche.	....	Laparotomie.	Struma supra-renalis de Grawitz.	M.	
14	Leonte. Spitalul (Bucarest), 1893, n° 13.	G.	5	Sarcome du rein droit.	7 avril 1896.	Incision de Langenbuch.	Sarcome globocellulaire (Prof. Babès).	G.	Récidive six mois après, et trois mois plus tard mort de généralisation. Lettre privée de l'auteur.
15	Ricard. Gazette des hôpitaux, 26 mai 1896.	F.	40	Tumeur du rein droit.	22 juin 1894.	Laparotomie médiane avec incision perpendiculaire sur la première.	Adénome hémorrhagique.	G.	
16	Perthes. Deut. Zeitsch. f. Chirurg., 1896, XLII, p. 201. Clinique chirurg. du Prof. Trendelenburg, à Bonn.	G.	5	Tumeur du rein gauche.	27 sept. 1890.	Laparotomie. Incision ligne axillaire oblique en bas et en avant.	Rhabdo-myosarcome; veine rénale thrombosée par la tumeur.	G.	Mort de récidive le 14 avril 1891.

N° de l'observ.	Opérateur et source	Sexe	Age	Diagnostic	Date de l'opération	Incision opératoire	Examen histologique	Résultat immédiat	Résultats éloignés et remarques
17	Perthes. *Idem.*	G.	11	Tumeur du rein droit.	8 mai 1898.	Laparotomie. Incision oblique.	Adénochondrosarcome.	G.	Mort de récidive le 25 août 1898.
18	*Idem.*	H.	50	Néoplasme du rein.	17 fév. 1891.	Laparotomie. Incision oblique.	Sarcome à grandes cellules.	G.	Mort de récidive le 28 oct. 1893.
19	*Idem.*	F.	46	Tumeur rénale droite mobile.	2 mai 1898.	Laparot. Incision oblique.	Struma supra-renalis de Grawitz.	G.	Morte six mois plus tard de récidive locale et multiples métastases.
20	*Idem.*	G.	0	Néoplasme du rein gauche.	25 juin 1890.	Laparotomie latérale.	Carcinome très mou.	M.	
21	*Idem.*	G.	33 mois.	Tumeur dans la région lombaire droite.	12 août 1898.	Laparotomie latérale.	Sarcome globo-cellulaire.	M.	Mort le 15 septembre. Une fistule stercorale s'était produite par section du côlon ascendant.
22	*Idem.*	F.	04	....	28 mars 1890.	Incision de Langenbuch.	Carcinome calcifié au centre.	G.	Bien portante le 14 juin 1893, quand revue pour la dernière fois.
23	Rovsing, *Arch. f. klin. Chir.,* 1895, XLIX, p. 407.	F.	45	....	17 déc. 1890.	Incision lombaire parallèle à la XIIe côte.	Sarcome formé de grandes cellules.	M.	
24	Rovsing, *Idem.*	F.	45	Tumeur maligne du rein ou néphrolithiase.	6 février 1890.	Incision lombaire oblique.	Sarcome à cellules fusiformes.	M.	La mort est due, selon l'auteur, à la pénétration des matières solides dans la trachée au cours des vomissements.
25	Rovsing. *Idem.*	F.	42	Tumeur maligne du rein droit ou népholithiase.	27 fév. 1892.	Incision lombaire mode Morris.	Sarcome à cellules fusiformes et quelques cellules rondes.	M.	
26	Rovsing, *Idem.*	H.	50	....	27 juin 1893.	Incision oblique.	Sarcome à cellules fusiformes.	G.	Bien portante jusqu'au mois de février 1897, quand récidive dans la cicatrice. Excision de la cicatrice. Pas de récidive dans les ganglions lombaires. Le 13 oct. 1898, pas de récidive. Lettre privée de l'auteur.
27	Rovsing. Communicat. écrite.	H.	55	Sarcome énorme du rein gauche.	....	Incision lombo-périto-néale.	Sarcome.	M.	La mort est attribuée par l'auteur à une embolie au cœur. Lettre privée de l'auteur.
28	Rovsing. *Idem.*	F.	30 mois.	Sarcome énorme du rein gauche.	30 juillet 1895	....	Sarcome.	G.	Mort de récidive et de métastase trois mois après. Lettre privée de l'auteur.
29	Rovsing. *Idem.*	G.	11 mois.	Sarcome du rein gauche.	18 mai 1896.	Incision lombaire.	Sarcome.	G.	Mort de récidive neuf mois après. Lettre privée de l'auteur.
30	Rovsing. *Idem.*	F.	36	Sarcome énorme du rein droit.	17 juin 1896.	Laparotomie.	Sarcome.	G.	La guérison persiste depuis deux ans et quatre mois. Lettre privée de l'auteur.

Nº de l'observ.	Opérateur et source	Sexe	Age	Diagnostic	Date de l'opération	Incision opératoire	Examen histologique	Résultat opératoire	Résultats éloignés et remarques
31	Rovsing, *Idem.*	G.	8 mois.	Sarcome énorme du rein gauche.	3 juillet 1896.	Incision lombo-péritonéale.	Sarcome.	G.	La guérison se maintient depuis deux ans et trois mois. Lettre privée de l'auteur.
32	Rovsing, *Idem.*	H.	50	Carcinome du rein droit.	18 sept. 1896.	Incision lombaire.	Carcinome.	G.	Mort quatre mois après de récidive lombaire. Lettre privée.
33	Rovsing, *Idem.*	F.	43	Sarcome du pôle inférieur du rein droit.	30 avril 1897.	....	Sarcome.	G.	Bien portante, sans trace de récidive 1 an 1/2 après. Lettre privée.
34	Rovsing, *Idem.*	F.	50	Cancer du rein droit.	8 octob. 1897.	Laparotomie.	Cancer colloïde.	G.	Morte de métastase cinq mois après. Lettre privée.
35	Rovsing, *Idem.*	H.	52	Sarcome du rein gauche.	7 juin 1898.	....	Sarcome.	G.	Quatre mois après, il se porte bien. Lettre privée de l'auteur.
36	Rovsing, *Idem.*	F.	14 mois.	Sarcome énorme du rein droit.	27 août 1898.	....	Sarcome.	G.	Bien portante après 1 mois 1/2. Lettre privée.
37	Rovsing, *Idem.*	H.	30	Sarcome du rein gauche.	20 sept 1898.	....	Sarcome.	G.	
38	Delétrez (Bruxelles). *Annales de la Soc. belge,* janvier 1898. In *An. génito-urin.,* Paris, sept. 1898, p. 900.	F.	52	Tumeur solide de l'ovaire.	7 juillet 1897.	Laparotomie.	Sarcome.	G.	
39	Brandt (K.). *Norsk Magas. f. Laegevidensk.* Kristiania, 1894, 4R., 1X, p 1.	G.	13	Sarcome du rein.	15 sept. 1898.	Laparotomie latérale.	Sarcome à cellules fusiformes.	G.	Mort le 2 janvier 1894. Métastase pulmonaire.
40	Ramm (F.). *Norsk mag. f. Laeger.* Kristiania, 1896, 4 R., XI, p. 1020.	G.	2	Tumeur du rein droit.	7 juin 1896.	Incision de Langenbuch avec une incision transversale.	Sarcome à cellules rondes.	G.	
41	Bérard. *Mémoires de la Soc. des Sc. méd.* Lyon, mai 1895, p. 115.	H	?	Tumeur du rein droit.	?	Incision para-péritonéale.	Epithélioma cylindrique.	G.	
42	Askanazy. *Beitrag. z. path. anat.* Ziegler, Bd XIV, 1893, p. 33. Prof. Schneider, opérateur.	H.	54	Tumeur rénale gauche.	19 février 1892.	Incision oblique de Bergmann avec une incision complémentaire.	Struma supra-renalis de Grawitz.	G.	Mort le 10 juin 1892 avec des métastases locales et dans le fémur droit, main gauche, os du cou.
43	Driessen. *Beiträg z. path. anat.* Ziegler, Bd XII 1893, p. 102.	F.	34	Tumeur du rein gauche.	?	Laparotomie.	Tumeur formée des endothéliums ressemblant aux endothéliums décrits par l'auteur dans des os.	M.	
44	Steele. *Med and Surgery,* Philadelphie, 1896, LXXIV, p. 130.	G.	6 mois.	Sarcome du rein gauche.	25 nov. 1888.	....	Sarcome.	G.	En février 1896 vivant et en bon état.
45	Steele, *Idem.*	F.	3a 8m	Tumeur du rein droit.	....	Incision transpéritonéale de Langenbuch.	Sarcome à cellules fusiformes	G.	

N° à l'ordre	OPÉRATEUR ET SOURCE	SEX	AGE	DIAGNOSTIC	DATE DE L'OPÉRATION	INCISION OPÉRATOIRE	EXAMEN HISTOLOGIQUE	RÉSULTATS IMMÉDIATS	RÉSULTATS ÉLOIGNÉS ET REMARQUES
46	R. Abbé. Communic. écrite.	G.	8 mois	Tumeur du rein gauche.	....	Incision transversale de l'ombilic, à la masse sacro-lombaire.	Sarcome fuso-cellulaire.	G.	Lettre privée de l'auteur.
47	Brokaw. *Med. New*, Philadelphie, 1891, LVIII, p. 818.	G.	3 ans 9 mois	Tumeur rénale droite.	Nov. 1891.	Incision lombaire.	....	G.	Mort, le 9 février 1891, de récidive locale et générale.
48	Biggs (H. M.). *Med. Record*, New-York, 1891, 18 juillet, p. 80.	H.	67	Tumeur rénale.	....	....	Adénome papillaire.	G.	Malade encore vivant et sans récidive deux ans après l'opération.
49	Lange. *Ann. Surg.* Philad., 1893, XVIII p. 95.	H.	84	Tumeur rénale gauche.	13 février 1893.	Incision lombaire.	Epithélioma tubulé.	G.	
50	Malcoolm. *Brit. med. J.* Lond., 1894, février, p. 270.	F.	23 mois	Tumeur maligne du rein droit.	15 nov. 1892.	Laparotomie. Ligne semilunaire droite.	Adénome malin.	G.	En janvier 1894, l'enfant était bien portant.
51	Malcoolm. *Transact. path. Soc. Lond.*, XLVII, p. 110, 1896.	F.	19	....	Juin 1894.	Laparotomie. Ligne semilunaire.	Sarcome à cellules rondes	G.	Morte au mois de novembre 1894, par récidive locale et générale.
52	Hans Schmidt. *Munchener Med. Wochen.*, 1892, p. 234.	F.	6 mois	Tumeur rénale.	31 juill. 1890.	Laparotomie.	Sarcome mou.	G.	Trois ans après, bien portante. In tableau IV de Döderlein (*Central Sexual Organ.*, 1894, H 1 et 2).
53	Hans Schmidt. *Idem.*	F.	8	Kyste hydatique du foie.	16 janv. 1893.	Incision de Laugenbuch.	Adéno-carcinomo-sarcomatodes.	M.	
54	Swift. *Boston Med. a. Sur. J.*, 1895, p. 884.	H.	17	Tumeur du rein probable.	13 sept. 1893.	Laparotomie latérale.	Carcinome.	G.	Récidive dans les ganglions abdominaux en hiver 1896, et mort le 23 février 1897. Lettre privée de l'auteur.
55	Marie B. Werner. *Therapeut. Gas.*, 1892, XVI. In *Centralb. f. Chirurg.*, 1893, n° 16.	F.	2	Tumeur rénale gauche.	....	Laparotomie.	Sarcome.	G.	
56	Bellati. *Arch. prov. de chirurg.*, avril 1896, p. 210.	F.	44	Tumeur rénale droite (tête de fœtus).	10 juillet 1894.	Incision de Laugenbuch.	Epithélioma du rein.	G.	10 octobre 1896, bien portante, pas trace de récidive. Lettre privée de l'auteur.
57	Témoin. *Arch. prov. de chirurg.*, 1893, p. 503.	F.	44	Tumeur énorme remplissant tout l'hypochondre droit.	10 mai 1893.	Laparotomie.	Adénome hémorrhagique (Pillet.)	G.	En février 1894, la malade se sent mal à l'aise; troubles digestifs. Tumeur abdominale. Meurt de cachexie en avril 1894. Lettre privée de l'auteur.
58	Charon. *Arch. de la Soc. belge de chir.*, 1897, n° 1, p. 43.	G.	10 mois	Tumeur du rein ou de la rate.	15 avril 1896.	Laparotomie médiane.	Sarcome.	M.	
59	Tuffier. *Bull. Soc. de chir.*, nov. 1894, p. 775.	H.	65	Tumeur du rein.	5 juillet 1894.	Incision lombaire.	Epithélioma.	G.	Six semaines plus tard, mort de broncho-pneumonie.

N° DE L'OBSERV.	OPÉRATEUR ET SOURCE	SEXE	AGE	DIAGNOSTIC	DATE DE L'OPÉRATION	INCISION OPÉRATOIRE	EXAMEN HISTOLOGIQUE	RÉSULTAT IMMÉDIAT	RÉSULTATS ÉLOIGNÉS ET REMARQUES
60	KEYES. Am. J. of the med. J. 1890 in Ann. génito-urin., Paris, 1891, p. 179.	H.	49	Tumeur du rein droit.	....	Incision lombaire,	Adénome.	G.	
61	SCHMIDT. Congrès Naturalistes allem. — Brême, 1890, in Ann. génito-uris., 1891, p. 440.	G.	6 mois.	Tumeur flanc gauche prise pour la rate.	....	Laparotomie.	Sarcome avec dégénérescence graisseuse à tendance kystique.	G.	
62	BAZY. Bull. Soc. chir. nov. 1897, p. 691.	F.	58	Cancer du rein droit.	4 nov. 1897	Incision de Langenbuch.	....	G.	
63	HILDEBRANDT. Arch. f. Klin. chir., 1894, vol. XLVII, p. 225.	H.	47	Cancer du rein ou tuberculose.	9 février 1892	Incision lombaire.	Struma supra-renalis de Grawitz.	M.	
64	HILDEBRANDT. Idem.	F.	80	Tuberculose du rein (bacille de Koch dans les urines).	26 avril 1892	Incision lombaire.	Struma supra-renalis de Grawitz.	G.	
65	HILDEBRANDT. Idem.	F.	49	Rein mobile gauche.	30 sept. 1892	Incision lombaire.	Struma.	G.	Morte six mois après par pneumonie et méningite.
66	O. LUBARSCH. Virchow's Archiv, 1894, t. 135. Prof. MADELUNG opérateur.	H.	52	Sarcome du rein droit.	25 janv. 1893	Incision lombaire.	Struma supra-rénalis	M.	
67	LUBARSCH. Idem.	F.	64	Sarcome du rein droit.	28 mars 1893	Incision de Bergmann.	Sarcome développé dans un rein mobile.	M.	
68	LUBARSCH. Idem.	H.	50	Tumeur du rein gauche.	15 oct. 1893	....	Struma.	M.	
69	BARTH. Deutsche med. Wochens., 1892, vol. XVIII, p. 581.	F.	5	Tumeur, tête d'adulte, flanc droit.	....	Incision modo-Kuster.	Adéno-carcinome.	G.	
70	PAWLICK. Archiv f. Klin. chirurg., 1896, LIII, p. 571.	F.	28	Tumeur droite mobile.	6 mai 1893	Incision de Langenbuch.	Sarcome à petites cellules fusiformes.	G.	Décembre 1893 bon état. Pas de récidive.
71	BORCHARD. Deutsche med. Wochens., 1893, p. 800. Prof. BRAUN, opérateur.	G.	30 mois.	Tumeur remplissant tout le côté droit de l'abdomen.	27 févr. 1893	Laparotomie latérale.	Sarcome.	M.	
72	WEHR. Thèse de GREIFSWALD, 1893.	F	53	Néphrolithiase.	28 mai 1893	Incision lombaire trans-péritonéale.	Sarcome carcinomateux.	M.	
73	F. LEGUEU. Bull. Soc. anal., mai 1897, p. 418.	F.	52	Cancer dans un rein mobile.	mai 1897	Laparotomie.	Epithélioma; gangl. le long de la colonne vert, non enlevés.	G.	Morte 9 mois après de récidive. Communication orale de l'auteur.
74	MAX JORDAN, Beitræg. z. Klin. chirurg., XIV. Band, 1895, 3 Heft, p. 587. Clinique du Prof. CZERNY.	G.	18 mois.	Tumeur rénale gauche.	14 mars 1890	Incision oblique en bas et en avant partant de la 12e côte. Péritoine ouvert à dessein.	Adéno-sarcome.	G.	Mort trois mois et demi après l'opération. Métastase pulmonaire.

N° de l'obsv.	Opérateur et source	Sexe	Âge	Diagnostic	Date de l'opération	Incision opératoire	Examen histologique	Résultats immédiats	Résultats éloignés et remarques
75	MAX JORDAN. *Idem.*	F.	8	Sarcome du rein gauche (occupant tout le côté gauche de l'abdomen).	7 nov. 1892.	Même que précédente.	Sarcome. Envahissement ganglionnaire.	G.	13 mois après récidivé et 22 mois après l'opération, mort.
76	MAX JORDAN. *Idem.*	H.	40	Tumeur maligne.	10 nov. 1890.	....	Anglo-sarcome.	G.	Bien portant 5 ans et 1/2 après.
77	MAX JORDAN. *Idem.*	F.	48	Tumeur maligne du rein droit.	5 mai 1892.	Laparotomie latérale.	Anglo-sarcome.	G.	Morte 8 mois 1/2 après l'opération, de métastases.
78	MAX JORDAN. *Idem.*	H.	45	Néphrolithiase, hydronéphrose ou tumeur rénale maligne.	19 déc. 1893.	Incision lombaire, ouverture voulue du péritoine.	Adéno-kystome papillaire proliférant intracanaliculaire.	G.	Mort 1 an 1/2 après la néphrectomie de métastases. Lettre privée de l'auteur.
79	MAX JORDAN. *Idem.*	F.	50	Pyonéphrose gauche probable.	26 juin 1894.	Incision lombaire oblique.	Anglo-sarcome.	G.	Morte 5 mois après l'opération, par récidive locale et générale.
80	MAX JORDAN. *Idem.*	H.	44	Tumeur du rein droit.	16 nov. 1894.	Incision lombaire oblique. Incision involontaire du périt., suture.	Anglo-sarcome.	G.	Mort 3 mois 1/2 après. Métastase dans le foie et dans la rate.
81	DRUGESCO. *Spitalul.* (Bucarest) 1892, p. 898. LEONTE, opérateur.	H.	65	Tumeur du rein gauche (tête de fœtus).	25 mai 1895.	Incision de Langenbuch.	Adéno-carcinome.	G.	Deux ans après bien portant. Lettre privée du Dr Leonte.
82	E. SECCHI. *Atti dell' Assoc. Med., Lombarda* ott., 1895.	F.	29 mois.	Tumeur du rein droit, tête d'enfant de 2 mois.	....	Incision de Langenbuch.	Fibro-sarcome à grandes cellules.	G.	
83	PIERRE DELBET. Communication écrite.	H.	65	Néoplasme du rein gauche.	21 mars 1896.	Incision lombaire.	Carcinome, ganglions dégénérés.	G.	Mort 18 mois après néphrectomie. Communication orale de l'auteur.
84	R. FRANK. *Intern. Klin. Rundschau.* Wien, 1892.	F.	68	Néoplasme du rein gauche (deux poings).	....	Laparotomie.	Carcinome.	G.	
85	VILLENEUVE. *Marseille méd.,* 1892, XXIV, p. 674.	H.	48	Tumeur du rein droit (tête de fœtus).	31 juillet 1890.	Incision lombaire.	Epithélioma colloïde du rein.	G.	Morte deux ans après l'opération par métastase.
86	LE DENTU. *Bull. Acad. de Méd.,* t. XXXI, p. 186, 1894.	H.	41	Tumeur maligne du rein gauche.	24 nov. 1893.	Laparotomie.	Carcinome.	G.	
87	ISRAEL. *Chir. du Rein,* 1894. *Arch. f. klin. chirg.* XLVII, heft 2.	F.	6	Tumeur rein gauche.	15 janvier 1893.	Incision lombaire.	Sarcome fuso-cellulaire.	G.	Guérison persiste le 11 nov. 1898. Lettre privée de l'auteur.
88	ISRAEL. *Idem.*	H.	12	Néoplasme rénal gauche.	21 déc. 1892.	Incision extra-péritonéale oblique.	Struma supra-renalis de Grawitz.	G.	Un an 1/2 après néphrectomie récidive dans l'humérus. Lettre privée de l'auteur.
89	ISRAEL. *Idem.*	H.	51	Tumeur maligne du rein gauche.	16 juillet 1892.	Incision extra-péritonéale.	Sarcome à cellules fusiformes.	G.	Le 16 déc. 1892. Récidive dans la cicatrice. Extirpation. Mort 9 mois après. Lettre privée de l'auteur.
90	ISRAEL. *Idem.*	F.	5	Sarcome du rein droit.	28 août 1890.	Incision extra-péritonéale.	Sarcome à cellules rondes.	G.	Morte par métastase du foie, le 2 mars 1891. Lettre privée de l'auteur.

N° DE L'OBSERV.	OPÉRATEUR ET SOURCE	SEXE	AGE	DIAGNOSTIC	DATE DE L'OPÉRATION.	INCISION OPÉRATOIRE	EXAMEN HISTOLOGIQUE	RÉSULTATS IMMÉDIATS	RÉSULTATS ÉLOIGNÉS ET REMARQUES
91	Israel. *Idem.*	F.	43	Néoplasme malin du rein,	30 janvier 1891.	Incision parallèle à la 11e côte.	Myxo-sarcome.	G.	Guérison persiste, 7 ans de survie. Lettre privée de l'auteur.
92	Israel. *Idem.*	H.	46	Tumeur maligne du rein gauche.	18 sept. 1891.	Incision extra-péritonéale.	Carcinome.	G.	Mort 18 mois après l'opération; récidive dans la vessie et le rein droit. Lettre privée de l'auteur.
93	Israel. *Idem.*	H.	53	....	30 nov. 1891.	Incision extra-péritonéale.	Carcinome.	G.	Mort un an après d'Appendicite perforante. Autopsie : pas de récidive. Lettre privée de l'auteur.
94	Israel. *Idem.*	F.	61	Tumeur du rein gauche.	6 mai 1892.	....	Carcinome médullaire.	G.	Morte 4 ans 1/2 après d'une affection cardiaque. Pas de récidive. Lettre privée de l'auteur.
95	Ram. *Idem.*	F.	51	Tumeur du rein droit.	25 mai 1892.	Incision de Bergmann.	Carcinome alvéolaire.	M.	
96	Israel. *Deut. med. Woch.,* 1896, n° 22, p. 345.	H.	48	Tumeur du rein gauche.	25 déc. 1895.	Incision lombaire.	Sarcome caverneux.	G.	Bien portant et sans récidive au mois de novembre 1898. Lettre privée de l'auteur.
97	Israel. *Idem.*	F.	43	....	....	Incision lombaire.	Sarcome.	G.	Récidive et mort trois mois après. Lettre privée de l'auteur.
98	Israel. Communication écrite de l'auteur.	F.	55	Tumeur du rein droit.	28 sept. 1894.	Incision lombaire.	Angio-sarcome.	G.	Au mois de novembre 1898, guérison persiste. Lettre privée de l'auteur.
99	Israel. *Idem.*	H.	52	....	31 déc. 1895.	....	Carcinome du rein droit.	G.	Morte de récidive (quand ?). Lettre privée de l'auteur.
100	Israel. *Idem.*	F.	15	....	15 fév. 1896.	....	Adéno-sarcome du rein droit.	G.	Mort de récidive (quand ?). Lettre privée de l'auteur.
101	Israel. *Idem.*	H.	55	....	19 juin 1896.	....	Carcinome du rein droit.	M.	
102	Israel. *Idem.*	F.	59	....	8 juin 1896.	....	Adénome proliférant papillaire.	G.	Morte en 1898 de pleurésie, sans qu'on sache s'il s'agit de récidive. Note de l'auteur.
103	Israel. *Idem.*	H.	52	....	2 nov. 1896.	....	Carcinome papillaire du rein droit.	G.	Bien portant sans récidive au mois de novembre 1898. Lettre privée de l'auteur.
104	Israel. *Idem.*	F.	7	....	7 mai 1897.	....	Adénome glandulaire.	G.	Morte de récidive (quand ?). Lettre privée de l'auteur.
105	Israel. *Idem.*	H.	58	....	20 mai 1897.	....	Adéno-cystome proliférant du rein.	G.	Guérison persiste au mois de novembre 1898. Lettre privée de l'auteur.
106	Israel. *Idem.*	F.	52	....	2 mars 1897.	....	Sarcome endothélial du rein gauche.	G.	Morte de récidive. Lettre privée de l'auteur.

N° de l'observ.	Opérateur et source	Sexe	Age	Diagnostic	Date de l'opération	Incision opératoire	Examen histologique	Résultats immédiats	Résultats éloignés et remarques
107	ISRAEL. *Idem.*	H.	55	....	13 juillet 1897	....	Cysto-adénome glandulaire du rein.	G.	Guérison persiste au mois de novembre 1898. Lettre privée de l'auteur.
108	ISRAEL. *Idem.*	H.	52	....	2 octob. 1897	....	Cancer du rein droit.	M.	
109	ISRAEL. *Idem.*	H.	58	....	14 octob. 1897	....	Carcinome du rein droit.	G.	Guérison persiste au mois de novembre 1898. Lettre privée de l'auteur.
110	ISRAEL. *Idem.*	H.	58	....	30 nov. 1897	....	Carcinome du rein droit.	G.	Guérison persiste. Lettre privée de l'auteur.
111	ISRAEL. *Idem.*	H.	?	....	30 nov. 1897	Incision lombaire.	Carcinome du rein droit.	M.	
112	ISRAEL. *Idem.*	H.	46	....	28 janv. 1898	....	Carcinome du rein droit.	G.	Guérison persiste, Nov. 1898. Lettre privée de l'auteur.
113	ISRAEL. *Idem.*	H.	64	....	28 janv. 1898	....	Carcinome endothélial du rein droit.	G.	Guérison persiste, Nov. 1898. Lettre privée, de l'auteur.
114	ISRAEL. *Idem.*	H.	07	....	24 juin 1898	....	Cancer endothélial du rein droit.	G.	Guérison persiste, Nov. 1898. Lettre privée de l'auteur.
115	BRUN. *Presse médicale*, 28 février 1898.	G.	2	Tumeur rénale droite.	10 nov. 1896	Incision de Langenbuch.	Lymphosarcome.	G.	Mort en moins de trois mois, après l'opération de récidive.
116	DAVID GIORDANO. *Ann. génito-urin.*, août 1892. Prof. NOVARO, opérateur.	F.	57	Calcul du rein droit.	10 mai 1895	Incision lombaire oblique.	Epithélioma à cellules cylindriques.	G.	La malade se porte bien sans trace de récidive en Nov. 1898. Lettre privée de l'auteur.
117	VERHOFF. *Ann. de la Soc. belge de chirurg.*, in *Ann. génitu-ur.* Paris, 1894, p. 631.	F.	2 1/2	Tout le côté gauche de l'abdomen rempli par une tumeur solide.	28 nov. 1898	Laparotomie médiane.	Pas d'examen histologique.	G.	Morte trois mois après l'opération de récidive.
118	CZERNY. *Arch. f. Kinder.*, 1890 in *Ann. génit-ur.*, Paris, juin 1800.	G.	8 1/2	Tumeur du rein.	....	....	....	M.	
119	SCUDDER. *Amer. Journ. of the Sc.*, déc. 1805, p. 646, in *Ann. gén.-urin.*, Paris, avril 1896.	F.	22	Tumeur rénale gauche, dans un rein mobile.	....	Laparotomie.	Adénome kystique du rein	G.	Revue 18 mois après l'opération en parfaite santé.
120	GRAHAM. *J. Am. med. Assoc.* Chicago, 1895, XXIV, p. 588.	G.	18 mois	Tumeur du rein droit.	28 sept. 1894	Incision de Langenbuch.	Sarcome à cellules rondes.	M.	
121	BLOCH. *Brit. med. Jour.*, 1898. in *Central. sexual org.*, 1897.	G.	13 mois	Tumeur du rein droit.	....	Incision lombaire.	Adénome hémorrhagique.	G.	
122	KREKE. *Arstl. Munch. Ver*, in *Central. sexual org.*, 1896.	F.	52	Tumeur du rein gauche.	....	....	....	G.	

N° de l'observ.	Opérateur et source	Sexe	Âge	Diagnostic	Date de l'opération	Incision opératoire	Examen histologique	Résultats immédiats	Résultats éloignés et remarques
123	WALTER EDMUNDS. *Transact. path. Soc.* London, XLIII, 1892, p. 89.	F.	18	Tumeur maligne du rein gauche				G.	
124	TERRILLON. *Bull. Soc. de chirurgie*, 1891, p. 117.	H.	45			Laparotomie.	Epithélioma tubulé.	G.	
125	TERRILLON in Thèse CHEVALIER, 1891, p. 114.	F.	45	Tumeur réniforme flanc gauche.		Incision de Langenbuch.	Epithélioma.	G.	Bien portante 28 mois après l'opération.
126	JOHNSON. *Boston med. and Surg. Jour.*, juillet 1896, CXXXV.	F.	55	Tumeur du rein droit.	9 nov. 1895.	Laparotomie médiane.	Cancer du rein.	G.	Récidive trois mois après l'opération.
127	WILLIAMS. *Lancet.* London, 1892, II, p. 1098.	H.	58	Tumeur de la région lombaire gauche.	1er mai 1892.	Incision sur la ligne semilunaire.	Cancer encéphaloïde.	M.	
128	G.-H. HUME. *Lancet.* London, janvier 1893, p. 196.	H.	41	Tumeur abdominale.	31 octob. 1892.	Incision latérale oblique transpéritonéale.	Sarcome à cellules rondes.	G.	
129	ROBERTS (W. O.). *Amer. Practition and News*, Louisville, XVII, p. 343, 1894, in *Ann. of surgery*, Philad., XXVI, 1897.	G.	5	Tumeur rénale gauche.				G.	
130	Mc BURNEY. *Ann. of surgery.* Philadelphie, 1894, XX, p. 873.	G.	10			Incision lombaire oblique en avant jusqu'à la ligne médiane.	Myochondroadeno-carci-nome.	G.	
131	ALM. *Brit. med. J.*, déc. 1894, in *Central sexual org.*, 1896.	H.	80				Carcinome.	G.	
132	SULLIVAN. *Journ. Am. M. Ass.* Chicago, 1892, XVIII, p. 38.	F.	17	Pyonéphrose droite.			Sarcome à petites cellules rondes et fusiformes.	G.	Bien portante et sans récidive 20 mois après l'opération.
133	G. WALKER. *An. surgery*, Philadelphie, 1897, XXVI, p. 529.	F.	6	Tout le côté gauche de l'abdomen plus développé que le droit.	31 juin 1893.	Laparotomie médiane.	Rapport anatomo-pathologique perdu.	G.	Mort de récidive, 4 mois après l'opération.
134	G. WALKER. *Idem.*	F.	13	Tumeur de l'abdomen.	Juillet 1896.	Laparotomie latérale.	Sarcome.	M.	
135	R. ABBÉ. *An. of surgery.* Philadelphie, vol. XXII, 1894.	F.	13 mois	Tumeur du rein droit.		Incision latérale oblique en bas et en avant.	Rhabdomyo-sarcome.	G.	Bien portante et sans récidive 6 ans 1/2 après l'opération. Lettre privée de l'auteur.
136	R. ABBÉ. *Idem.*	F.	2	Tumeur du rein droit.		Même incision.	Adéno-sarcome.	G.	Morte 8 ans 1/2 après de récidive dans le rein opposé. Lettre privée de l'auteur.
137	MIXTER. *Boston med. and surg. Jour.*, 15 sept. 1892, p. 262.	H.	60	Cancer du rein probable.		Laparotomie.	Cancer du type glandulaire.	G.	

N° de l'observ.	Opérateur et source	Sexe	Âge	Diagnostic	Date de l'opération	Incision opératoire	Examen histologique	Résultats immédiats	Résultats éloignés et remarques
138	Lotheissen, *Arch. f. Klin. Chirurg.*, LII, 4, 1896.	F.	24	Tumeur de l'ovaire.	5 nov. 1894.	Laparotomie médiane.	Adéno-carcinome.	G.	Bien portante et sans récidive 2 ans après.
139	Lotheissen. *Idem.*	H.	18	Tumeur réniforme du côté droit de l'abdomen.	15 déc. 1891.	Laparotomie.	Sarcome.	M.	
140	Lotheissen. *Idem.*	F.	52	....	12 nov. 1890.	Incision lombaire.	Sarcome.	M.	
141	Lotheissen. *Idem.*	H.	30	Tumeur du rein droit.	27 avril 1893.	Incision lombaire.	Adéno-carcinome.	G.	La guérison persistait à l'époque de l'apparition du livre, c.-à-d. 2 ans et 8 mois de l'opération.
142	Lotheissen. *Idem.*	G.	20	Kyste du pancréas ouvert dans le bassinet.	28 juin 1893.	Incision de Langenbuch.	Struma supra-renalis de Grawitz.	G.	Récidive et mort 9 mois plus tard.
143	Lotheissen. *Idem.*	F.	56	Tumeur région lombaire (tête d'enfant).	....	Incision lombaire.	Struma supra-renalis de Grawitz.	G.	Récidive et mort 9 mois plus tard.
144	H. Ilott et Walsham. *Brit. med. Journ.*, 1er avril 1893, p. 694.	G.	0 mois.	Hydronéphrose.	Mai 1892.	Laparotomie.	Adénome kystique congénital du rein.	G.	Récidive en mai 1893. Mort; bientôt après.
145	Edgar Willet. *Transact. Pathol. Soc.* London, 1893, p. 87.	H.	19	....	Mai 1893.	Incision dans la ligne semi-lunaire droite.	Carcinome.	G.	Bonne santé, sans récidive, jusqu'en novembre 1894; après on ne l'a plus revu.
146	Anderson (W.). *Lancet*, London, avril 1893, p. 1053.	F.	51	....	4 février 1893.	Incision dans la ligne semi-lunaire droite.	Carcinome.	G.	
147	Graber. *Deut. Arch. f. Klin. Med.*, Bd LV, p. 500.	G.	8	Tumeur remplissant tout le côté gauche de l'abdomen.	20 sept. 1893.	Incision de l'angle costo-vertébral jusqu'au bord externe du droit.	Sarcome globo-cellulaire.	M.	
148	Manasse. *Virchow's Arch.*, 1895, vol. 143, p. 278. Prof. Luck, opérateur.	F.	19	Tumeur du rein gauche.	....	....	Tumeur formée par la prolifération des endothéliums veineux, transformation des veines dans des cavités.	G.	
149	Manasse. *Idem.* Professeur Freund, opérateur.	F.	55	Tumeur gauche qui s'élève du petit bassin.	....	Laparotomie.	Néoplasme a comme point d'origine l'endothélium des vaisseaux lymphatiques.	M.	
150	Manasse. *Idem.*	F.	53	....	10 juill. 1894.	....	Struma supra-renalis de Grawitz.	G.	
151	Manasse. *Idem.*, vol. 145.	F.	8	Tumeur du rein gauche.	11 juin 1894.	....	Rhabdomyosarcome.	G.	Récidive en septembre 1894. Morte le 16 avril 1895.
152	Tuffier. *Bull. Soc. anat.*, Paris. Communic. faite par Lévi et Claude. Mars 1895.	F.	44	....	27 déc. 1894.	Incision lombaire.	Adénome du rein.	G.	

N° DE L'OBSERV.	OPÉRATEUR ET SOURCE	SEXE	AGE	DIAGNOSTIC	DATE DE L'OPÉRATION	INCISION OPÉRATOIRE	EXAMEN HISTOLOGIQUE	RÉSULTATS IMMÉDIATS	RÉSULTATS ÉLOIGNÉS ET REMARQUES
153	BAZY, *Bull. Soc. de Chirurg.*, 9 février 1898.	H.	55	Tumeur du rein gauche.	17 janv. 1898	Incision de Langenbuch.	Myxosarcome.	M.	
154	MORRIS. *Brit. Med. Jour.*, 7 janvier 1898, p. 2.	H.	48	Tumeur dans le flanc droit.	31 mai 1892	Incision de Langenbuch.	Struma suprarenalis.	G.	
155	BITTNER. *Wien. Med. Woch.*, 1897, n° 17, p. 883.	G.	4	....	....	....	Sarcome du rein gauche.	G.	
156	MOURESTIN. Communication écrite.	H.	26	Tumeur du rein.	30 août 1895	Incision transpéritonéale.	Sarcome.	G.	Guérison persiste.
157	HARTMANN. Communication écrite.	H.	50	Tumeur rénale gauche par la radiographie.	5 octob. 1898	Incision lombaire.	Epithélioma à cellules claires.	G.	Guérison persiste.
158	BRÆNINGER. *Beitrag z. klin. chir.*, XVIII, 1897, p. 493. Clinique du Prof. SOCIN, Bâle.	H.	50	....	20 mai 1892	Incision lombaire.	Struma suprarenalis de Grawitz. (Prof. Roth.)	G.	En oct. 1896, le malade se trouve en bonne santé et sans récidive.
159	BRÆNINGER. *Idem.*	F.	30	Tumeur rénale gauche.	6 avril 1893	Incision lombaire.	Carcinome papillaire en dégénérescence graisseuse (Prof. Dübler).	M.	
160	BRÆNINGER. *Idem.*	F.	17	Tumeur du rein droit.	22 janvier 1896	Incision lombaire.	Carcin. médullaire (Prof. Roth).	G.	Bonne santé, pas de récidive en octobre 1896.
161	HIPPEL. *Deut. med. Woch.*, Clinique du Prof. POPPERT à Giessen.	F.	15	Tumeur du rein droit.	25 mai 1894	Incision lombaire.	Sarcome globo-cellulaire avec kystes.	G.	Pas de récidive, bien portante le 19 février 1895.
162	TÉMOIN (Bourges). Communication écrite.	F.	35	Tumeur dans le flanc droit.	Avril 1897.	Laparotomie.	....	G.	Morte trois mois après l'opération de généralisation. Lettre privée de l'auteur.
163	BERGSTRAND, *Hygiea* (Suède) avril 1896, in *Ann. génito-ur.*, 1897, p. 202.	G.	8	....	....	Laparotomie.	Struma suprarenalis de Grawitz (Prof. Odénius).	G.	
164	NITZE. *Berlin klin. woch.*, 1895, n° 18, p. 286.	H.	55	Tumeur du rein droit.	1895	Incision de Simon avec une autre transversale.	Sarcome.	G.	
165	DOHRN. *Central. f. gynæk.*, 1890, XIV p. 275, in Thèse CHEVALIER, p. 107.	F.	3	Tumeur du rein.	....	....	Rhabdomyosarcome.	G.	Récidive 4 mois après, in tableau Döderlein. (*Centrab. f. d. Harn und Sexual org.*, 1894, H. 1 et 2).

INDEX BIBLIOGRAPHIQUE

Abbé Robert. — *Annales of surg.* Philadelphie, 1893, XVII, p. 68.

Albarran. — Adénomes et épithéliomes du rein. *Ann. génito-urin.*, mars 1897, p. 243.

— Diagnostic des hématuries rénales. *Ann. génito-urin.*, 5 mai 1898, p. 450.

— *Traité des maladies de l'enfance*, t. III.

— *Congrès d'urologie*, 1897.

— *Congrès français de chirurgie*, 1896, p. 186.

Alm. — *Brit. med. Jour.*, déc. 1894.

Ambrosius. — Thèse de Marbourg, 1891.

Ames. — *Med. News.* Philadelphie, 1890, LVII, p. 204.

Anderson. — *Lancet.* London, avril 1895, p. 1053.

Askanazy. — *Beiträg. z. path. anat.*, VON ZIEGLER, Bd XIV, 1893, p. 33.

Barth. — *Deut. med. woch.*, 1892, XVIII, p. 531.

Bazy. — De l'emploi du bleu de méthylène dans les affections du rein dites chirurgicales. *Revue de gynécologie*, mars, avril 1893, p. 273.

— *Bull. et mém. de la Société de chirurgie*, 10 nov., 1897, p. 691.

—   *Idem*,   9 février 1898.

Beadls. — *Transact path. Soc. London*, 1892, 3, XL, IV, p. 98.

Bellati. — *Arch. prov. de chirur.*, 1er avril 1896, p. 216.

Bérard. — *Lyon médical*, nov. 1894, p. 360.

— *Mém. de la Soc. des sc. méd.* Lyon, 1895, p. 115.

Bergstand. — *Hygiea*. Suède, avril 1896. In *Ann. génito-urin.* Paris, 1897, p. 202.

Biggs. — *Med. Rec.* New-York, 1896, 18 juillet, p. 80.

Bigot. — *De l'intervention chirurgicale dans les tumeurs malignes du rein*. Thèse de Lille, 1898.

Bittner. — *Wien. med. Woch.*, 1897, no 17, p. 383.

Bloch. — *Brit. med. Jour.* In *Centralb.*

Boinnet. — *An. de méd. et pharm. de Marseille*, 1898.

Borchard. — *Deut. med. Woch.*, 1898, p. 860.

Brandt. — *Norsk. Mag. f. Laegevidensk.* Kristiania, 1894, 4 R, IX, p. 1.

Bräninger. — *Beiträg. z. klin. Chir.*, XVIII (1897), p. 493.

Brault. — Sur quelques formes rares du cancer du rein. *Semaine médicale*, 1891, p. 249.

Brodeur. — *Affections chirurgicales du rein.* Thèse de Paris, 1886, p. 207.

Brokaw. — *Med. New.* Philad., 1891, LVIII, p. 813.

Brun. — Tumeurs malignes du rein chez l'enfant. *Presse méd.*, 28 février 1898.

Burney. — *Ann. of surg.* Philad., 1894, XX, p. 373.

Charon. — *An. de la Société belge de chirur.*, 1897, no 1, p. 43.

Chevalier. — *De l'intervention chirurg. dans les tumeurs malignes du rein.* Thèse de Paris, 1891.

Coley. — *Med. News.* New-York, 1897, LXXI, p. 467.

Curtis. — *Bull. méd. du Nord*, 1898, XXXVII, p. 187.

Czerny. — *Arch. f. Kinderheil.*, 1890, LIX, in *Ann. génit.-urin.*, Paris, 1896.

Daubois. — Thèse de Lyon, 1897.

Debaisieux. — *Ann. de la Soc. belge de chirurg.*, 15 janvier 1898.

Delbet (Pierre). — Tumeurs de la mamelle. *Traité de chir. Duplay-Reclus*, 1890 t. VI, p. 304.

Délétrez et Raimondi. — *Bull. Soc. anat.*, janvier 1897.

Delorme. — *Union médicale Canada*, 1890, p. 176.

Dohrn. — *Centralb. f. gynäk.* In thèse CHEVALIER.

Doyen. — *Congrès français de chirurg.*, 1898, 17 oct.

Döderlein et Birch-Hirschfeld. — *Central. f. krank. d. Harn und sexual-org.*, 1894, H. 1 et 2.

Drew Douglas. — *Trans path. Soc.* London, 1897, XLIII, p. 130.

Drissen. — *Beiträg. z. path. anat.*, von ZIEGLER, 1893, Bd. XII, p. 102.

Drugesco. — *Spitalul.* Bucarest, 1892, p. 393.

Edmunds. — *Transact. path. Soc. Lond.*, 1892, XLIII, p. 80.

Fischer (J.). — *Trans. path. Soc. Lond.*, 1896, XLVII, p. 115.

Frank. — *Intern. klin. Rundschau*, Wien, 1892.

Gérard-Marchant. — *Bull. et mém. de la Société de chir.*, Paris, 14 juin 1898.

Giordano — *Annales des maladies génito-urinaires.* Paris, août 1892.

Görl. — *Centr. f. d. krank. d. Harn. und sexual-org.*, 1894, V, p. 530.

Graham. — *J. am. med. Ass. Chicago*, 1895, XXIV, p. 588.

Graser. — *Deut. Arch. f. klin. Med.*, Bd. LV, p. 500.

Guillet. — *Tumeurs malignes du rein.* Thèse de Paris, 1888.

Guinard (U.). — *De la cure chirurgicale du cancer de l'estomac.* Thèse de Paris, 1898.

Guyon. — *Leçons cliniques sur les maladies des voies urinaires*, 1881.

— Diagnostic précoce des tumeurs malignes du rein. *An. génito-urin.* Paris, 1890 VIII, p. 329.

Guyon et Albarran. — Néphrotomie. *Congrès français de chirurgie*, 1898.

Guterbook. — *Harn und männliche Geschlechtorgane.* Berlin, 1895.

Hanseman. — *Berlin. klin. Woch.*, 1894, XXXI, p. 717.

Hausalter. — *Revue méd. de l'Est*, 1895, XXVII, p. 274.

Hawthorne. — *Glascow med. Journ.*, 1894, XL, p. 148.

Heideman. — *Deut. med. Woch.*, 1893.

Hildebrand. — *Arch. f. klin. Chir.*, 1894, XLVII, p. 225.

Hippel. — *Deut. med. Woch.*, 1896.

Hume. — *Lancet.* London, janvier 1893, p. 196.

Ilott et Walsham. — *Brit. med. Jour.*, 1er avril 1893, p. 699.

Imbert (Léon). — *Cathétérisme des uretères.* Thèse de Paris, 1898.

Israel. — Ueber einige neue Erfahrungen auf Gebiete der Nierenchir. — *Deut. med. Woch.*, 1896, n° 22, p. 345.

Jonhson. — *Boston med. and surg. Journ.*, 1896, 1er juillet, CXXXV.

Jordan Max. — *Beitr. z. klin. chir.*, XIV, Bd 3 H., 1895, p. 587.

Kammerer. — *New-York med. j.*, 1891, LIII, p. 70.

Kast (A.). — *Path. Anat.* Tafeln, 9, aus d. Hamburg staats Krank, 1894, u. V et VII.

Keyes. — *Amer. jour. of the med. so.*, 1890. *In Genito ur.* In 1891, p. 179.

Keersmaecker. — *Ann. de la société belge de chirurgie*, 1897, p. 159.

Krause. — Thèse de Wurzburg, 1891.

Krönlein. — *Korrespondenzblat. f. Schelzer Aerzte*, 1er août 1894.

Kreke. — *Arztl. Munch. Ver. In. Centralb. Sexualorg*, 1896.

Lancereaux. — *Diction. Encyclop.* In 100 vol. Article rein, p. 255.

Lange. — *New-York Med. J.*, janvier 1894.

— *Ann. Surg.* Philadelphie, 1893, XVIII, 85.

Lunzenberg. — *Bull. Soc. anat.*, 1895, p. 592.

Lebert. — *Traité des maladies cancéreuses*, 1851, p. 121.

Le Dentu. — Technique de la néphrectomie. *Revue de Chirurgie*, 1886, p. 1 et 104.

— *Bull. de l'Acad. de med.*, 1894, 68, t. XXXI, p. 136.

— *Affections chirurgicales des reins et uretères*. Paris, 1889.

Legueu. — Le varicocèle symptomatique des tumeurs malignes du rein. *Presse médicale*, août 1895, p. 821.

— *Bull. Soc. anat.*, mai 1897, p. 418.

Léonte. — *Spitalul*. Bucarest, 1896, n° 13.

Levi et Claude. — *Bull. Soc. anat.*, mars 1895.

Lissard. — *Sur les carcinomes primitifs du rein*. Thèse de Wurzburg, 1891.

Louis. — Lymphadénome rénal. *Bull. Soc. anat.*, janvier 1890.

Loumeau. — *Ann. de la policlinique de Bordeaux*, janvier 1897, p. 403.

Lotheissen. — *Arch. f. klin. Chir.*, L II, 4, 1896.

Lubarsch. — *Virchow's. Arch.*, t. CXXXV, 1894.

Lunn John. — *Transact. of. path. Soc. London*, 1891, p. 186.

Malcolm. — *Brit. med. Jour. London*, 1894, 8 février, p. 270.

— *Transact. path. Soc. London*, 1896, XLVII, p. 119.

Mackintosch. — *Lancet*, London, 1895, p. 1371.

Michel. — Sarcome du rein gauche. *Bull. Soc. anat.*, févr. 1898.

Mixter. — *Boston med. and surg. Jour.*, 15 sept. 1892, p. 262.

Morris — *Brit. med. jour.*, 7 janvier 1893, p. 2.

Nitze. — *Berlin. klin. Woch.*, 1895, n° 13, p. 286.

Newman. — Cases of primary cancer of the Kidney : *Glasgow med. Jour.*, 1896, p. 179.

Pasquale Ferraro. — Cancer du rein consécutif à une pyélonéphrite chronique purulente. *Giornale intern. della scienze medicale*. Anno VII, 1890, p. 211.

Pawlick. — *Arch. f. klin. Chir.*, 1896, LIII, p. 571.

Penrose. — *Transact. path. Soc. London*, 1892-1893, XLIV, p. 96.

Perthes. — *Deuts. Zeitsch. f. Chir.*, 1896. T. XLII, p 201.

Pierson. — *Med. Rec. N. Y.* 1892, XI, p. 461.

Pilliet. — *Bull. Soc. anat.*, 1889, p. 515 et 1890, p. 404.

Pick. — Thèse de Wurzburg, 1893.

Quénu. — Des tumeurs. *Traité de chirurgie Duplay-Reclus*, 1890, 11, p. 407.

Ramm. — *Norsk. Mag. f. Laeg.*, 1896. 4 R. XI, p. 1020.

Ricard. — *Gazette des hôpitaux*, 26 mai 1896.

Roberts. — *On urinary and renal diseases*. London, 1885.

Roberts (W. O). — *Amer. Pract. and News*, Louisville, 1894, XVII, p. 843, in WALKER.

Rohrer. — Thèse de Zurich, 1874.

Rosenstein. — *Path. thérap. du rein*, Berlin, 1894.

Routier. — *Bull. et mém. de la Soc. de chir.*, 17 février 1897, p. 140.

Sabourin. — *Arch. de physiologie*, 1882, p. 68 et p. 213.

— *Revue de médecine*, 1884, p. 441 et p. 874.

Sabourin et Oetinger. — *Revue de médecine*, 1885, p. 888.

Servier. — *Dict. des sciences médicales*, Néphrotomie, p. 105.

Scudder. — *Amer. Jour. of the med. Soc.* 1895, in *Ann. génito-urin.*, avril 1896.

Schmidt Hans. — *Münchener med. woch.*, 1892, p. 254.

Secchi. — *Atti dell'assoc. medica lombarda*. Ott. nov. 1896.

Senator. — *Traité des maladies des reins*. Berlin, 1896, p. 874.

Sottas. — *Manuel de médecine Debove-Achard*, vol. VI, p. 607.

Stroup. — *Revue méd. de l'Est*. Nancy, 1895, XXVII, p. 182.

Steele. — *Med. and surg.* Phila., 1890, LXXIV, p. 186.

Strubing. — *Klin. Hand. von Zuelzer*, 1894, vol. II, p. 186.

Sudeck. — *Virchow's Arch.*, vol. CXXXIII, p. 405, et 1893, p. 558.

Sullivan. — *J. am. med. Assoc.* Chicago, 1892, XVIII.

Témoin. — *Arch. prov. de chirurgie*, oct. 1893, p. 592.

Terrier. — Néphrectomie transpéritonéale. *Revue de chirurgie*, 1887, p. 342.

Terrillon. — *Bull. et mém. de la Soc. de chirurgie*, 1891, p. 117.

Tuffier. — *Traité de chirurg. Duplay-Reclus*, VII, p. 618.

— *Bull. Soc. de chirurgie*, nov. 1894, p. 775.

Villaret. — Thèse de Greifswald, 1891.

Villeneuve. — *Marseille médicale*, 1892, XXIV, p. 674.

Verhoff. — *Ann. de la Société belge de chirurg.* In *Ann. génito-urin.*, Paris, 1894, p. 681.

Wagner P. — *Centralbl. f. d. Krankh. d. Harn. u. sexual.-org.* 1894, V, p. 267.

— *Centralbl. f. d. Krankh. f. Harn. u. sexual.-org.*, 1897.

Walker G. — *Ann. of surgery.* Philadelphie, 1897. XXVI, p. 529.

Weber Parkes. — Lympho-sarcome diffus des deux reins. *Transact. path. of Society London*, 1896, XLVII, p. 117.

Wehr. — Thèse de Greifswald, 1893.

Weeney. — *Brit. med. Journ.*, 18 février 1896.

Werder. — *Med. News N. Y.* 1895; s. 46. In *Central. sexual-org.*, 1895, p. 335.

Williams. — *Lancet*, London, 1892, II, p. 1098.

Wollestein. — *Med. Rev. N. J.*, 1893.

TABLE DES MATIÈRES

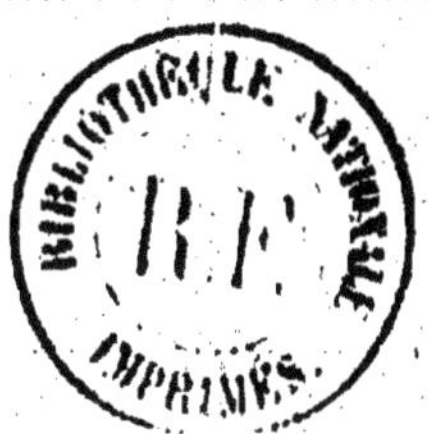

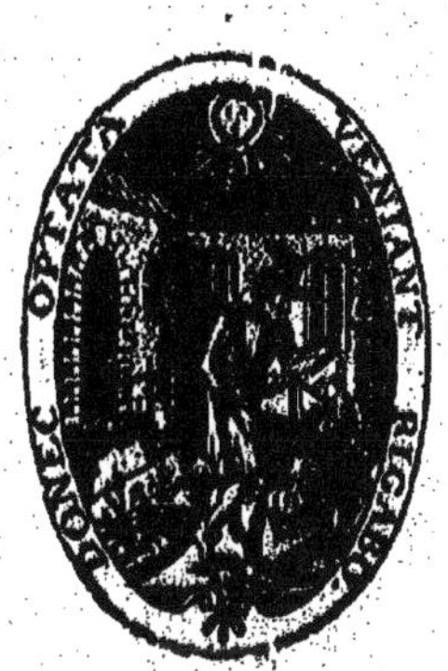

IMPRIMERIE LEMALE ET Cie, HAVRE

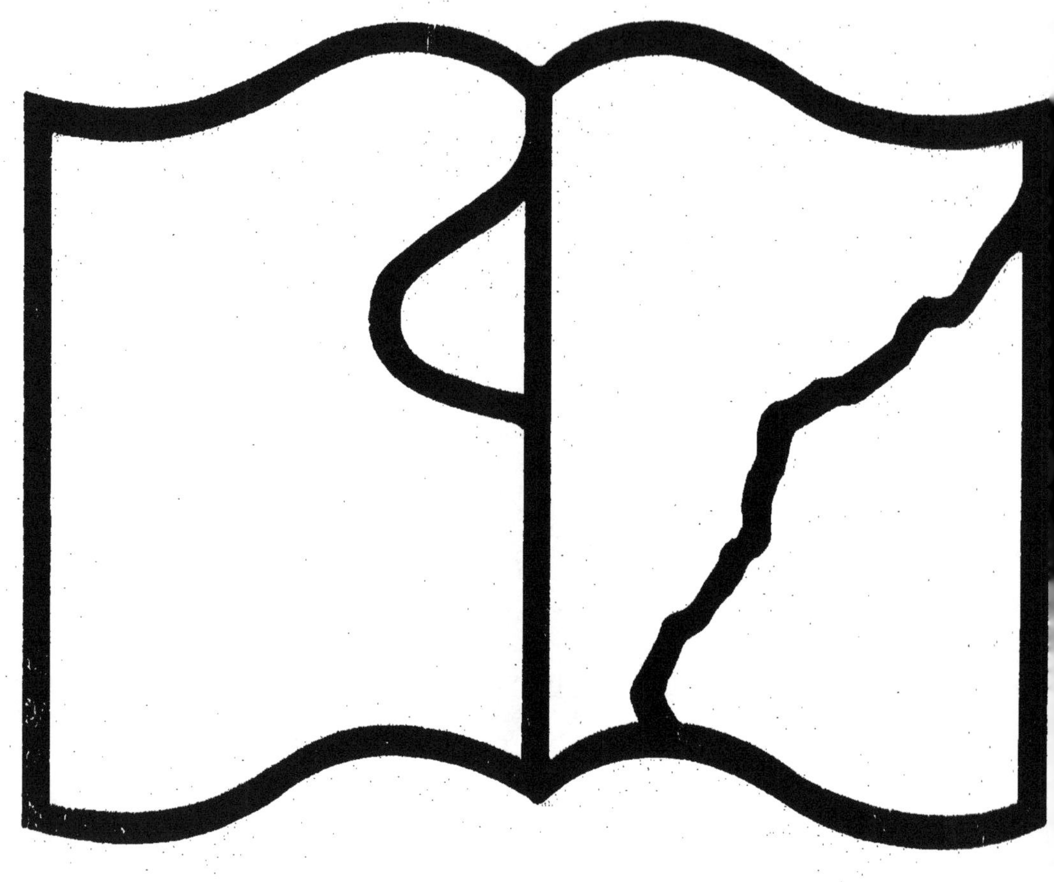

Texte détérioré — reliure défectueuse

NF Z 43-120-11

www.ingramcontent.com/pod-product-compliance
Ingram Content Group UK Ltd.
Pitfield, Milton Keynes, MK11 3LW, UK
UKHW022222120726
13694UKWH00002B/662